万友生医学丛书

药　选

附：药物分类提要

万友生　编著

中国中医药出版社

·北京·

图书在版编目（CIP）数据

药选 / 万友生编著 . —北京：中国中医药出版社，2016.9（2025.4 重印）

（万友生医学丛书）

ISBN 978 – 7 – 5132 – 3623 – 2

Ⅰ . ①药… Ⅱ . ①万… Ⅲ . ①中药学 Ⅳ . ① R28

中国版本图书馆 CIP 数据核字（2016）第 223738 号

中国中医药出版社出版

北京经济技术开发区科创十三街 31 号院二区 8 号楼

邮政编码　100176

传真　010 64405721

北京盛通印刷股份有限公司印刷

各地新华书店经销

开本 880×1230　1/32　印张 8.75　字数 170 千字

2016 年 9 月第 1 版　2025 年 4 月第 4 次印刷

书号　ISBN 978 – 7 – 5132 – 3623 – 2

定价　28.00 元

网址　www.cptcm.com

服务热线　010 64405510

购书热线　010 89535836

微信服务号　zgzyycbs

书店网址　**csln.net/qksd/**

官方微博　**http：//e.weibo.com/cptcm**

淘宝天猫网址　**http：//zgzyycbs.tmall.com**

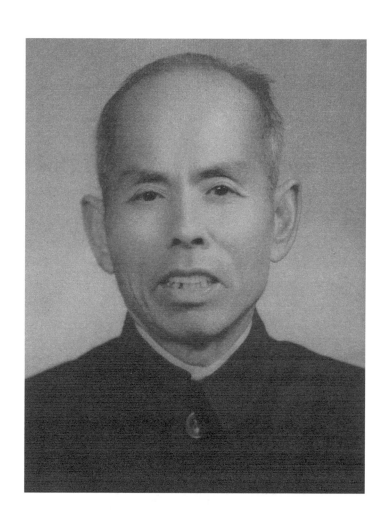

万友生先生

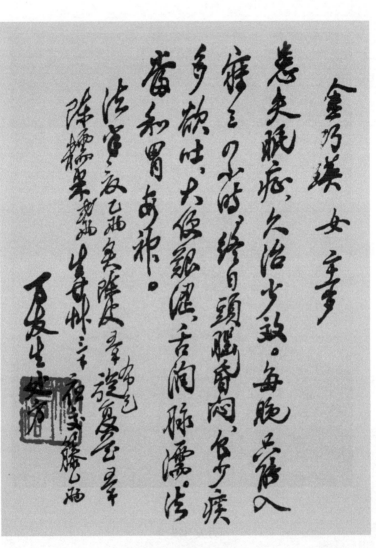

金巧媄 女 辛夕

患失眠症，久治少效。每晚易醒入
睡之时少醒，终日头昏脑闷，食少疾
多欲吐，大便颇混舌润脉濡滑。
当和胃安神。

法宜夜交藤皮 三半 龙齿 参半
陈胆星 半刻 生甘州三半 石菖蒲二半

万友生 处方

万友生先生手迹

邓 序

友生兄，儒而医者也。十年寒窗，琴棋书画，诗词歌赋，清品自高。年少从名师学医，弱冠悬壶济世，焚膏继晷，奋发图强，三十而医名噪。新中国成立，世治民安，中医事业得以发展。兄积极响应政府号召，从政、从教，悉殚精竭虑，务求美善。尝谓人必自度乃能度他。

在数十年教学生涯中，深入仲景堂奥，广探叶、薛、王、吴，求本于临床实际，证之于学术研究，得出"热病寒温内外统一"的科学结论，为中医重新进入急危重症阵地建立全面的理论指导。

我与友生兄，相知相交数十载，志同道合。其"学中医以国学根柢为要"的中医教育思想，亦同我心。

先生今值百岁诞辰，中国中医药出版社拟出版《万友生医学丛书》以纪念之，以传承之，侄女兰清求序于予，乐为之。

百○一叟 邓铁涛
2016 春序于羊城

蒋 序

　　万友生先生，号松涛，江西省新建县西山乡人。生于1917年农历九月二十一日，卒于2003年6月2日，享年87岁。江西中医学院（现为江西中医药大学）教授、主任医师，享受国务院政府特殊津贴专家。曾任江西省政协常委，中国科协"三大"代表，中华全国中医学会第一、第二届常务理事，第三届顾问，江西省中医药研究所所长等职。

　　先生生有异禀，聪敏过人，童蒙之时虽已新学蔚然，而国学课业仍为基础，乃于勤勉学习现代科学之外，浸润乎四书五经之中，兼以吟诗作对，学书作画，可谓国故新知两皆精进。17岁考入江西中医专门学校，三年后日寇入侵，学校散馆，先生先后避难于樟树、峡江、吉安等地，即悬壶应诊，以医为业，造次颠沛十余年，反倒于江湖中练出了不凡身手，医名渐起。新中国成立后，先生以医从政，入掌江西省卫生厅中医科，受聘为中央卫生部全国卫生科学研究委员会中医专门委员会委员、中南军政委员会中医委员会副主任委员。1955年江西省中医进修学校（江西中医学院前身）成立，先生为教导处副主任，主管教学工作，兼授《伤寒论》《温病学》课程，倡立寒温统一之论。"文革"浩劫，先生以"反动学术权威"之身备受冲击，下放劳动，被迫改造。粉碎"四人帮"后，先生虽已年届花甲，却精神焕发地开启了一个个学术之春。撰写著作，发表论文，培养研究生，外出讲学，学术激情喷薄而发，科研成果不断涌现。1982年，先生以65岁之龄出任江西省中医药研究所首任所长，筚路蓝缕，开创之功令人钦敬。此后，又以古稀之年，领衔主持国家"七五"攻关课题，并获得政府科技奖励。

先生以医名世，然不失儒家本色。温文尔雅，谦虚诚悫，且琴棋书画，诗词歌赋，享誉医林，时与裘沛文、刘炳凡诸先生吟咏唱和，传为佳话。先生以其标格风范，堪为一代宗师，高山仰止，令人追慕！

万友生先生寝馈岐黄七十年，兢兢业业，矻矻不息，老而靡倦，为中医药事业的振兴发展做出了突出贡献，是中国一百年来知名的中医临床家、理论家和教育专家。万友生先生毕生献身于中医学术的研究，以其理论上独有建树、临床上颇有特色、科研上多有创获、教育上富有新见而享誉海内外。

在中医理论的建设方面，万友生先生标举寒温统一的旗帜，提出"八纲统一寒温证治，建立热病学科体系"的倡导，是近六十年来中医理论研究的一个亮点，不仅在学术界引起强烈反响，而且有可能成为中医理论创新的典范。先生崇尚张仲景，年方弱冠即著有《伤寒六经分证表》（读书笔记），终以研究《伤寒论》名家，但他能以敏锐的眼光和广阔的视野，突破伤寒的"藩篱"，博采众方，融合百家，尤其在全面考察中医热病学历史及现实的基础上，从寒温学说的源流、内容、临床应用及发展等多方面，对寒温统一的学术观点进行了充分论证、深刻阐述。他所发表的有关寒温统一的一百多篇论文，以及精心撰写的《伤寒知要》《寒温统一论》《万氏热病学》，不仅是先生理论研究的结晶，也是中医学术的宝贵财富，中医热病学的建设必将从中获得借鉴依据和启迪提示。

在中医临床上，万友生先生少年悬壶，即蜚声海内，在七十年的摸爬滚打中，不仅积累了丰富的经验，而且形成了自己独有的特色和风格。先生主张经方与时方同用、补脾与补肾并重，一辈子"寝馈长沙堂室，言行悉遵仲景"。"为了进一步印证经方疗效，提高教学质量，才在临床上偏重药味少而用量大的经方。"为此，先生还经常向学生介绍自己所推崇的药味少而精的经方。但先生在灵活应用经方的同时，也不轻视、废弃时方，对李东垣、张景岳等医家的大方更是推崇有加，不仅重视大方，晚年的先生还有意愿深入摸索轻剂量时方治病的经验。在关于补脾与补肾的问题上，先生认为："脾为后天之本，肾为先天之本，本来都是人体的根本所在，应该是同等重要的。"因而临床上，或主补脾，或主补肾，相互照应，相映成趣。先生以自己长期临床实践的体会，认为脾胃病最为常见，因而调治脾胃的方法也就用得最多。先生还十分重视肾与命门的调理，在补脾的同时，充分考虑与肾脏的关系，而不忘照顾"真火""真水"的问题。总体来说，万友生先生一生善用经方，善补脾胃，有其独到的经验和体会，值得我们进一步发掘、整理。

在科学研究上，万友生先生向来以思维敏捷、思考深刻、见解独到而著称于世，不仅年轻时思维活跃而广阔，对中医的许多理论问题有过较深入的钻研探索，即使晚年也没有停止在理论方面的思考。20世纪80年代，万友生先生年已古稀，但仍精神振奋地领衔主持国家"七五"攻关课题——"应用寒温统一理论治疗急症的临床研究"，并获得国家中医药管理局科技进步三等奖和江西省科技进步二等奖。他留下的数百篇科研论文和《万友生医论选》《万友生医案选》等十多部著作，不仅是先生长期科学研究的结晶，也是先生辛勤耕耘的见证。

万友生先生从医执教七十年，为我国的中医事业培养了大批的优秀人才。先生多年从事教学工作，并长期担任中医内科学、伤寒、温病教研室主任，在人才的教育培养上提出了许多富有新意的见解。先生的教育理念是"国学根底，少年养成"，要学好中医，必须要有坚实的传统文化基础，对文、史、哲各学科，儒、道、释各流派，都应有充分的了解，并且要从小培养国学兴趣，形成读古籍的习惯。先生主张要熟谙经典，掌握中医的主轴，基本理论、核心学说一定要了如指掌，烂记于胸。先生认为学好中医的关键还在于多临床，没有在临床一线的几十年摸爬滚打，要想成为一个名中医、好中医是不大可能的。当然，学好中医要有广阔的视野、开拓的胸怀，不断学习现代科学技术知识、汲取多学科多方面的知识营养，也是十分必要的。先生的这些观点，对于现代中医的人才培养，仍然具有重要的指导价值。

近一百年来，中国经历了天翻地覆的变化。新中国成立后，中国才真正走上了独立发展的道路。如今，中华民族正在朝着伟大复兴的目标奋勇前进。百年中医亦随着国家的命运，在历经无数坎坷曲折后，迎来了前所未有的发展机遇。

万友生先生诞辰百年，几乎与近现代国家的历史脉动同步，他以八十七年的人生旅行，不仅见证了中医绝处逢生、枯杨生稊的沧桑之变，更以其好学深思、躬身实践、励精图强的大家风范，为中医的传承、发展做出了卓越的贡献。今天，我们纪念万友生先生百年诞辰，编纂出版《万友生医学丛书》，总结他的学术思想和临床经验，颂扬他的道德风格和人文情怀，根本的目的就是为了更好地学习万友生先生热爱中医、献身中医、敬业创新的科学探索精神和高尚的思想情操，探讨分析名老中医的成才规律，继承名老中医的优良传统，创新中医思想理论，发展中医诊疗技术，提高中医健康服务能力和服务水平，促进中医药事业的繁荣发展。

江西中医药大学教授　蒋力生

2016 年 8 月

编写说明

今年是万友生先生诞辰百年，为了弘扬名老中医的道德精神，传承名老中医的学术经验，我们编纂了这部《万友生医学丛书》，以缅怀、纪念万友生先生的卓越贡献。

《万友生医学丛书》收入万友生先生编撰的中医学著作 11 种，其中 6 种已公开刊行，5 种是未刊本。按照内容，可以分为以下几类：

一是研究《伤寒论》的著作，共 4 种。20 世纪 30 年代撰就的未刊稿《太阳病提要》，是先生青年时期学习《伤寒论》的心得之作；60 年代编写的教材《伤寒论讲义》（《万讲伤寒论》）和《伤寒论方证医案选》，虽为函授学生所设，然已基本体现先生研究《伤寒论》的思路和体系；80 年代先生出版《伤寒知要》，表明先生伤寒之学已经由博返约，达到了新的境界。此次关于《伤寒论》四书结集出版，时间跨度近半个世纪，一方面反映出万友生先生持之以恒、锲而不舍的治学精神，另一方面也展示了先生由浅入深、登堂探奥以及推陈出新的治学成果。尤其是发皇古义、揭橥新知，所在皆是，足可让人发聩，为人指迷。

二是研究热病之作，凡 2 种，即《万氏热病学》和《寒温统一论》。万友生先生虽以研究《伤寒论》享誉盛名，然对温病的研究，其功力绝不在伤寒研究之下。他溯流探源，全面系统地考察伤寒、温病的内在联系，勘破其中的奥秘真谛，从而倡导寒温统一的热病学体系。这两本著作不仅集中记录了万友生先生寒温统一论提出的学术研究历程，也为现代条件下中医理论创新提供了标格典范。

三是临床经验之作，共 3 种，即《诸病证治提要表》《万友生医案选》《万友生医论选》。前一种是未刊稿，反映了万友生先生青年时代的证治分类思想。后两种是万友生先生七十年临证经验的总结和理论认识，对现代中医有着重要的指导价值。

四是临床用药分类之作，凡 2 种，即《药选》和《药物分类提要》。这两种也是未刊著作，系万友生先生年轻时应诊的肘后用药手册，对于掌握临床常用中药有执简驭繁的作用。

以上 11 种著作，无论是已刊本，还是未刊稿，悉遵原书，保存原貌，只对个别明显的错误做了订正。有些著作因内容较少，不足以成册，则两书合并成册或附于另书之后。

本丛书在编写过程中，得到了广州中医药大学教授、国医大师邓铁涛先生的大力支持，得到了江西中医药大学蒋力生教授的无私帮助，并作序褒赞；刘建、吴枢、李玮、叶楠、赵钢、张慧芳、秦宗全、韩山华、王惠玲、方柔几、吴敏、蓝丽莉、愿莲生、孙秀侠、夏凤、刘晓玉、胡途、黄圣毅、冯楚君、高丽花、杨小凤等同志在书稿扫描、录入和校对等方面做了诸多工作；特别是深圳万众国医馆万友生学术流派传承基地的同仁给予了大力支持，在此一并致谢！

《万友生医学丛书》编委会
2016 年 8 月

目　录

一、风门 1

 （一）外风 1

  防风 1

  荆芥 1

  羌活 2

  独活 2

  白芷 3

  藁本 4

  川芎 5

  秦艽 5

  威灵仙 6

  桑枝 6

  五加皮 6

  白鲜皮 7

  海桐皮 7

  豨莶草 7

  蚕沙 7

白花蛇...8

蛇蜕...8

蜈蚣...8

全蝎...9

薄荷...9

桑叶...9

菊花...10

牛蒡子...10

柽柳...11

蝉蜕...11

蔓荆子...11

苍耳子...12

辛夷...12

刺蒺藜...13

谷精草...13

（二）内风...13

羚羊角...13

石决明...14

茯神木...14

钩藤...14

天麻...15

二、寒门...16

（一）外寒...16

麻黄 16

桂枝 17

紫苏 17

香薷 18

生姜 18

葱白 19

淡豆豉 20

（二）内寒 20

附子 20

肉桂 21

干姜 22

吴茱萸 22

大茴香 23

艾叶 23

薤白 24

高良姜 24

丁香 25

川椒 25

花椒 26

胡椒 26

荜澄茄 26

胡芦巴 27

荜茇 27

肉豆蔻 27

三、湿门 28

　（一）透湿 28

　　浮萍 28

　　苍术皮 28

　　生姜皮 28

　　茵陈 29

　　大豆黄卷 29

　（二）燥湿 30

　　苍术 30

　　白术 30

　　厚朴 31

　　草果 31

　（三）利湿 32

　　茯苓 32

　　猪苓 33

　　泽泻 33

　　滑石 34

　　木通 34

　　通草 35

　　车前子 35

　　防己 36

　　大腹皮 37

　　土茯苓 37

地肤子 38

赤小豆 38

白扁豆 39

薏苡仁 39

冬葵子 39

榆白皮 40

萆薢 40

海金沙 41

瞿麦 41

石韦 42

萹蓄 42

蚯蚓 42

四、燥门 43

（一）润上 43

百合 43

甜杏仁 43

天冬 43

柿 44

梨 44

落花生 45

（二）润中 45

麦冬 45

天花粉 46

石斛 46

黄精 47

玉竹 47

山药 47

人乳 47

牛乳 48

羊乳 48

（三）润下 49

麻仁 49

海松子仁 49

无花果 49

郁李仁 50

蜂蜜 50

肉苁蓉 50

知母 51

五、热门 52

（一）外透 52

石膏 52

竹叶 53

连翘 53

金银花 54

葛根 54

芦根 55

（二）内清 ……………………………………… 55

生地黄 ………………………………………… 55

西洋参 ………………………………………… 56

沙参 …………………………………………… 56

竹茹 …………………………………………… 57

西瓜 …………………………………………… 57

绿豆 …………………………………………… 57

（三）下泄 ……………………………………… 58

灯草 …………………………………………… 58

淡竹叶 ………………………………………… 58

六、火门 …………………………………………… 59

（一）咸寒清血 ………………………………… 59

犀角 …………………………………………… 59

童便 …………………………………………… 59

人中白 ………………………………………… 59

秋石 …………………………………………… 60

朴硝 …………………………………………… 60

芒硝 …………………………………………… 61

马牙硝 ………………………………………… 61

风化硝 ………………………………………… 61

玄明粉 ………………………………………… 61

消石 …………………………………………… 61

食盐 …………………………………………… 62

戎盐 62

（二）苦寒泻气 63

黄连 63

黄芩 64

黄柏 65

栀子 66

丹皮 67

龙胆草 67

大黄 68

番泻叶 68

青黛 68

大青 69

桑白皮 69

地骨皮 70

青蒿 70

元参 71

芍药 71

马勃 72

山豆根 72

寒水石 72

人中黄 73

金汁 73

七、气门 74

　（一）升气 74

　　柴胡 74

　　升麻 76

　　葛根 77

　　桔梗 77

　　荷叶 77

　（二）降气 78

　　枳实 78

　　枳壳 78

　　槟榔 79

　　沉香 80

　　苦杏仁 80

　　前胡 81

　　白前 81

　　紫苏子 81

　　紫菀 82

　　款冬花 82

　　旋覆花 83

　　马兜铃 83

　　枇杷叶 84

　（三）调气 84

　　香附 84

乌药 85

香橼 86

小茴香 86

白檀香 86

木香 87

藿香 87

佩兰 88

砂仁 88

白豆蔻 89

甘松 89

陈皮 89

青皮 91

木蝴蝶 92

（四）通气 92

麝香 92

冰片 93

樟脑 93

苏合香 93

细辛 94

皂角 94

菖蒲 95

大蒜 95

（五）涩气 96

五味子 96

五倍子 96

金樱子 97

诃子 97

莲子 98

芡实 98

白果 99

胡桃 99

乌梅 100

木瓜 100

罂粟壳 101

浮小麦 101

牡蛎 102

龙骨 102

覆盆子 102

山茱萸 103

桑螵蛸 103

南天烛 103

秦皮 104

椿根皮 104

石榴皮 105

赤石脂 105

禹余粮 105

（六）镇气 106

金 106

银 106

铁 106

铅 107

磁石 107

龙齿 108

代赭石 108

八、血门 110

（一）调血 110

当归 110

鸡血藤 111

乳香 111

没药 112

血竭 112

三七 112

紫荆皮 113

天仙藤 113

合欢皮 114

红糖 114

（二）行血 114

红花 114

桃仁 115

益母草 116

泽兰 117

郁金 117

苏木 118

蒲黄 118

延胡索 118

姜黄 119

五灵脂 119

紫檀 120

丹参 121

（三）清血 121

白薇 121

紫草 122

大蓟 123

小蓟 123

白茅根 123

苎麻根 124

茜草根 124

剪草 125

侧柏叶 126

白头翁 126

地榆 127

槐花 127

刺猬皮 128

蒲公英 128

紫花地丁 128

（四）止血 ……………………………… 129

　　白及 …………………………………… 129

　　藕节 …………………………………… 129

　　血余炭 ………………………………… 130

　　棕榈皮 ………………………………… 130

　　百草霜 ………………………………… 130

　　伏龙肝 ………………………………… 131

　　墨 ……………………………………… 132

九、痰门 …………………………………… 133

　（一）祛风化痰 ………………………… 133

　　天南星 ………………………………… 133

　　白僵蚕 ………………………………… 134

　　白附子 ………………………………… 134

　　草乌头 ………………………………… 135

　　荆沥 …………………………………… 135

　（二）祛寒化痰 ………………………… 136

　　姜汁 …………………………………… 136

　　白芥子 ………………………………… 136

　（三）清热化痰 ………………………… 137

　　硼砂 …………………………………… 137

　　柿霜 …………………………………… 137

　　百药煎 ………………………………… 137

　　菜菔 …………………………………… 138

（四）燥湿化痰 ……………………………… 138

半夏 …………………………………………… 138

橘皮 …………………………………………… 141

化红皮 ………………………………………… 141

（五）润燥化痰 ……………………………… 142

贝母 …………………………………………… 142

瓜蒌仁 ………………………………………… 143

（六）清火化痰 ……………………………… 144

牛黄 …………………………………………… 144

天竺黄 ………………………………………… 145

竹沥 …………………………………………… 145

射干 …………………………………………… 146

十、积门 …………………………………………… 147

（一）食积 …………………………………… 147

山楂 …………………………………………… 147

神曲 …………………………………………… 147

麦芽 …………………………………………… 148

谷芽 …………………………………………… 149

鸡内金 ………………………………………… 149

鸡屎 …………………………………………… 149

五谷虫 ………………………………………… 150

（二）虫积 …………………………………… 150

使君子 ………………………………………… 150

榧子 151

雷丸 151

鹤虱 152

贯众 152

胡黄连 153

芦荟 153

川楝子 154

芜荑 154

百部 155

苦参 155

阿魏 156

雄黄 156

明矾 157

石灰 158

轻粉 158

水银 159

砒霜 159

露蜂房 160

（三）水积 161

甘遂 161

大戟 161

芫花 161

商陆 161

莞花 163

牵牛 163

续随子 164

葶苈子 165

泽漆 165

川椒目 165

蝼蛄 166

（四）痰积 166

青礞石 166

密陀僧 167

瓦楞子 167

浮海石 167

海蛤粉 168

海藻 168

昆布 169

（五）血积 169

三棱 169

蓬莪术 170

花蕊石 170

刘寄奴 170

王不留行 171

穿山甲 171

水蛭 172

虻虫 172

䗪虫 173

斑蝥 173

十一、补门 175

（一）益气助阳 175

人参 175

党参 178

黄芪 179

於白术 180

石硫黄 180

补骨脂 181

益智仁 182

膃肭脐 183

雄蚕蛾 183

阳起石 183

钟乳石 184

仙茅 185

蛤蚧 185

冬虫夏草 186

鹿茸 186

羊肉 187

牛肉 188

鸡 188

乌骨鸡 189

鸡卵 189

淫羊藿 ……………………………… 190

巴戟天 ……………………………… 191

紫河车 ……………………………… 191

锁阳 ………………………………… 191

（二）滋阴养血 …………………… 192

熟地黄 ……………………………… 192

何首乌 ……………………………… 193

龟甲 ………………………………… 193

阿胶 ………………………………… 194

黄明胶 ……………………………… 195

鳖甲 ………………………………… 195

麋茸 ………………………………… 196

燕窝 ………………………………… 197

白木耳 ……………………………… 197

海参 ………………………………… 198

墨鱼 ………………………………… 198

乌鲗鱼骨 …………………………… 198

淡菜 ………………………………… 199

鲍鱼 ………………………………… 199

猪肉 ………………………………… 200

鸭 …………………………………… 200

菟丝子 ……………………………… 201

白蒺藜 ……………………………… 202

女贞子 ……………………………… 202

枸杞子 ……………………………… 202

柏子仁 ……………………………… 203

酸枣仁 ……………………………… 204

龙眼肉 ……………………………… 205

荔枝肉 ……………………………… 206

大枣 ………………………………… 207

甘草 ………………………………… 207

（三）安神定志 …………………… 209

朱砂 ………………………………… 209

琥珀 ………………………………… 209

茯神 ………………………………… 210

远志 ………………………………… 211

（四）健骨强筋 …………………… 212

杜仲 ………………………………… 212

续断 ………………………………… 213

骨碎补 ……………………………… 214

金毛狗脊 …………………………… 214

牛膝 ………………………………… 214

附　药物分类提要 ………………… 216

第一节　风 ………………………… 216

总论 ………………………………… 216

头面 ………………………………… 216

经络 217

肌肉 217

血分 217

风药比较 217

第二节　寒 218

总论 218

表寒 219

里寒 219

寒药比较 220

第三节　热 221

总论 221

清凉透热 221

苦寒泻火 223

论苦药之大概 224

第四节　湿 225

总论 225

透湿 225

燥湿 226

利湿 226

逐水 228

湿药比较 228

第五节　燥 229

总论 229

润皮肤 230

润咽喉 230

润筋脉 231

润肺 231

润胃 232

润肝 232

润肾 233

润肠 233

润心 234

润脾 234

燥药比较 235

一、风门

（一）外风

防风

发表，祛风，去湿。辛、甘，微温。

防风搜肝泻肺，散骨肉间之风邪，祛经络中之留湿，其性又升浮上行，故头痛、目眩、脊痛、项强、周身骨节疼痛之属于风湿者悉能治之，而痛风痹证皆不能缺也。

防风治风通用，身半以上风邪用身，身半以下风邪用梢，治风祛湿之仙药也。防风乃卒武卑贱之职，随所引而至，乃风药中润剂。若补脾胃，非此引不能行。

得葱白能行周身，同黄芪、白芍能实表止汗，合黄芪、白术名玉屏风散，为固表圣剂。

黄芪本畏防风，乃得防风而功益大者，取其相畏而相使也。

根能止汗。

荆芥

发表，祛风，理血。辛，温。

荆芥轻而走表，与防风虽同属祛风之剂，而一达皮肤祛风兼寒，一走骨肉散风与湿，治风则同，治寒治湿则大异也。且防风有甘味，入脾胃而行气分；荆芥无甘味，专入肝而兼行血分，尤不同也。

荆芥入厥阴气分，长于祛风邪，散瘀血，破结气，消疮毒。盖厥阴乃风木也，主血而相火寄之，故风病、血病、疮家为要药。

产后去血过多，腹内空虚，则自生风，故常有崩晕之患，不待外风袭之也。荆芥最能散血中之风，为末，酒或童便对服，殊有神效。观古方荆芥散、愈风散、如圣散、再生丹、独行散等，可知其如神之效非虚语也。

荆芥入肝经，本为治风之剂，然言去瘀，吐衄、血痢、崩漏、妇人血风、产后血晕等证，以风木之脏即为藏血之地，故本入肝家气分，亦兼行血分也。

今人但遇风证概用荆防，此流气散之相沿耳，不知惟风在皮里膜外者宜之，若风入骨肉者，须用防风，不得混用。

茎、穗并用或独用穗，以穗在颠，善升发也。治血须炒黑用，以黑胜红，血见黑则止也。

羌活
发表，搜风，祛湿。辛、苦，温。

独活
搜伏风，祛留湿。辛、苦，温。
羌活、独活本非异种，但羌活气雄，独活气细，有不同耳。

雄者理太阳之游风，治头痛、浑身骨节疼痛；细者理少阴之伏风，治两足湿痹疼痛。一则功偏于上，一则功偏于下也。

治风宜用独活，兼水宜用羌活，故羌活又为治风水药。与川芎同用治太阳、厥阴头痛，发汗散表，透关利节，非时感冒之仙药也。

独活不摇风而治风，浮萍不沉水而治水。

升举中焦则用柴胡、升麻；升举下焦则用藁本、羌活。

羌活得川芎同用，治厥阴头痛；独活得细辛同用，治少阴头痛。

若治历节风痛，则宜羌活、独活兼而用之，并须佐以松节也。

白芷

散风，表汗，除湿，通窍。辛，温。

白芷辛温，芳香燥烈，疏风散寒，上行头目清窍，亦能燥湿升阳，外达肌肤，内提清气，功用与川芎、藁本近似。

《本经》治女人漏下赤白、血闭阴肿，皆其清阳下陷，寒湿伤于中下之证，温升燥湿始为合宜。若阴虚不摄，或湿热浸淫而为此诸证，非可概治。

头风目泪，亦惟阳气素虚而风寒、风热乘之者，庶能合辙。如阳盛而感风热已难概用。亦有阴虚，肝木上乘，疏泄太过，而迎风泪流者，更非所宜。

长肌肤，作面脂，义皆与藁本同。

《别录》疗风邪即以风寒外侵言之。

"久渴"，仲淳谓当作"泻久"，甚是。燥湿升清，振动阳明之气，故为治久泻之良药，必非渴症所宜，且古今各家皆未闻以此疗渴者。

其治呕吐者，胃阳不振，食入反出者宜之。而胃火炽盛，冲击逆上不可误用。胁满乃木郁土中，过抑少阳之气，不得条达者宜之。而肝胆火炎，支撑横逆者，又在所禁。

治风痛头眩，亦惟阳和之气不司布护，而外风侵之者，始为合宜。《百一选方》谓都梁丸，因王定国病风头痛至都梁求治，杨介以白芷一味为末，蜜丸如弹子大，每嚼一丸，以茶清或荆芥汤化下，三服其病如失，遂以都梁名丸，是为阳虚风眩之实验。若阴虚气火上浮而为风眩，则又不可同日而语矣。

白芷能辟蛇。

白芷治风通用，芳香通九窍，表汗，不可缺也。

头痛在日晚者，属血虚，宜四物汤加辛、芷；在清晨者，病属气虚，宜倍用人参、黄芪，佐以川芎、藁本，不可不辨。

刘松石《保寿堂经验方》治偏正头风，用白芷、川芎各三钱，搽牛脑上，加酒炖熟热食，尽醉，醒后其病必若失也。

藁本

达最高之颠顶，散郁遏之阴邪。辛、苦而温。

藁本气甚雄壮，为寒郁太阳经必用之药。

头顶作痛非此不能除。

同木香治雾露之清邪中于上焦，即治风亦治湿，从类也。

风邪客于胃作泻，饮以藁本汤可止。

川芎

补血润燥，和血通肝，搜风行气。辛，温。

川芎上行头目，下行血海，能散肝经风，为治少阳、厥阴头痛及血虚头痛圣药。

头痛必用川芎。如不愈，各加引经药：太阳羌活，阳明白芷，少阳柴胡，太阴苍术，少阴细辛，厥阴吴茱萸。

郁在中焦，须川芎开提其气以升之，气升则郁自散，故川芎总解诸郁，直达三焦，为通阴阳气血之使。

川芎，血中气药，肝苦急，辛以补之，故血虚者宜辛以散之，故气郁者宜。

川芎开血中气郁，血痢已通而痛不止者，乃阴虚气郁也，加此为佐，气行血调，其痛立止。

四物汤用之以畅血中之气，使血自生，非谓其能养血也。即痈疽诸疮用之者，亦以其入心而能散火邪耳。

今人治头面风多不可缺，然须佐以他药耳。

秦艽

泄散风湿，疏利经络。苦、辛，平，入阳明兼肝胆经。

秦艽乃风药中润剂，散药中补剂，入阳明、肝、胆经，故手足不遂、黄疸、烦渴之病需之，取其祛阳明湿热也。阳明有湿，则身体酸疼烦热；阳明有热，则日晡潮热骨蒸。为三痹必用之药，并能养血、荣筋、安胎。

又，感受风寒，发热，遍身疼痛，必以秦艽治之，其能散结除邪也。

威灵仙

祛风湿，通经络。苦，温。宣疏五脏，通行十二经络。

威灵仙属木，治痛风要药也，上下皆宜。其性好走，亦可横行。朝服暮效，性极快利，积疴方宜，否则泄真气。即痛风，亦当分新久：新痛属寒，宜辛温药；久痛属热，宜清凉药。切宜审用。

湿热留肢节间，湿则肿，热则痛，汗多属风，麻属气虚，木属湿、痰、死血。十指麻木亦是胃中湿、痰、死血，脾主四肢故也。

昔有人病手足不遂，不履地者数十年，良医殚术莫能疗，后一僧用威灵仙，投之数日，遂能步履。

桑枝

祛风，利水，通关节，行津液。苦，平，入肝经。

桑枝为治风湿痹痛要药，在手足臂者尤妙，以其入四肢也。

昔一少年苦嗽，百药不效，用南向柔桑条一束，每条寸折，水煎常饮，一月而瘳。

五加皮

祛风湿，壮筋骨。辛，温，入肝、肾经。

五加皮，辛，顺气而化痰；苦，坚骨而益精；温，祛风而胜湿。逐皮肤之瘀血，疗筋骨之拘挛。

肾得其养则妄水去而骨壮，肝得其养则邪风去而筋强。

治风湿痿痹其功甚深，故仙家有过情之述也。

白鲜皮

祛风湿，行水道，通关节，利九窍。苦燥而寒，入太阳经。

白鲜皮气寒善行，味苦性燥，为诸黄、风痹要药。世医止施之疮科，浅矣！近人张山雷极赞其通痹宣络之功。

产后虚而受风，宜此一味煎服。

海桐皮

祛风湿，能行经络，直达病所。苦、辛，平，入脾、胃二经。

海桐皮专行血分，而治顽痹，理脚气。风湿腰膝疼痛，用海桐皮、薏苡仁各二两，牛膝、川芎、羌活、地骨皮、五加皮各一两，生地十两，酒二斗，浸饮。

豨莶草

生寒，熟温，祛风除湿。苦、辛而寒，蒸晒则温，入肝经。

豨莶草入肝经血分，走而不泄，香可开脾。治风湿缠绵，四肢麻痹，筋骨冷痛，腰膝无力，风湿疮疡。并治风气行于肠胃泄泻。

惟豨莶辛苦气寒，必蒸晒九次加以酒蜜，则苦寒之阴浊尽去，而清香之美味见矣。数不至九，阴浊未尽，不能透骨搜风而却病也。

蚕沙

祛风湿，治目疾，化血瘀，疗顽痹。甘、辛而温。

夫蚕食而不饮，属火性燥固矣。但所食者为桑叶，故其矢除治风湿为病,肢节不随,皮肤顽痹,腰脚冷痛外,又能凉血明目,而治烂弦风眼（麻油调搽）也。

醇酒三升,此味五斗,蒸熟铺暖室席上,令患冷风气痹人及近感瘫风人,以患处就卧,厚盖取汗,但须露头面,以防昏闷。不愈,再作数次必愈。

昔有人食乌梢蛇,浑身变黑,渐生鳞甲,骇甚。郑奠一令服蚕沙五钱,尽一二斗,久之乃退。

白花蛇

搜风湿。甘、咸而温,入肝、肺二经。

白花蛇内走脏腑,外达皮肤,透骨搜风,截惊定搐。为治风湿瘫痪、大风疥癞之要药也。但属血虚生风而非真中风邪者禁用。

蛇性窜,能引药至有风疾处,故能治风。而白花蛇之疗风,又速于诸蛇也。

蛇蜕

祛风,解毒,辟恶,杀虫。甘、咸而平,入肝经。

蛇蜕入药有四义:一能辟恶,故治鬼魅蛊毒;二能祛风,故治惊痫;三能杀虫,故治癣恶疮;四有蜕义,故治目翳、产难、皮肤诸疾。

蜈蚣

祛风散结。辛,温,入肝经。

蜈蚣善走能散,治小儿脐风、撮口、惊痫、瘰疬（炙末,猪乳调服）。

行而疾者，惟风与蛇。此能治蛇，故亦能截风，故所主多属厥阴肝病。

蜈蚣有毒，必风气暴烈，药病相当乃可。设或过剂，以蚯蚓、桑皮解之。

蛇瘴病，惟赤足蜈蚣为上药，白芷次之。

全蝎

搜风，能引诸风药直达病所。甘、辛而平，入肝经。

全蝎色青属木，故能治诸风眩掉，搐搦惊痫，口眼㖞斜（同白僵蚕等分为末，酒服三钱），耳聋，疝气，女人阴脱。

破伤风宜以全蝎、防风为主。

蝎尾力尤紧。

薄荷

解散风热，清利头目，宣郁疏逆。辛，温，入心、肺二经。

薄荷辛能散，凉能清。《本经》言其温者，盖体温而用凉也。

能引诸药入营卫，故能发散风寒。

小儿惊狂、壮热须此引药。

风热上壅，斯为要药。

其性太散，虚人慎用。

桑叶

祛风清热，滋燥凉血。苦、甘而凉，入肝、肺二经。

桑叶得金气而柔润不凋，能清肺滋燥，故喻嘉言清燥救肺汤以之为君，惟须用经霜者。

采经霜者煎汤，洗眼祛风泪，洗手足祛风痹。同黑芝麻蜜丸名扶桑丸，除湿祛风，乌须明目。

昔有僧，盗汗二十年，不能疗。监寺教采带露桑叶，焙干为末，空心，米饮下二钱，数日遂愈。

煎汤代茶止消渴。

吐血不止，为末，凉茶调服三钱即止。

刀伤出血为末干糁妙。

子名桑椹，滋肾水而明目利水。

菊花

祛风，明目。苦、甘而平，入肺、肝、肾、心经。

菊花味兼甘苦，性禀和平，昔人谓其能除风热，益肝补阴，不知其得金水之精英，能益肺肾二脏。盖补水所以制火，益金所以平木，火降则热除，木平则风息，用治诸风头目，其旨深矣。黄者入金水阴分，白者入金水阳分，治头风白菊花为良。

菊叶祛风泄热，与花略同，而苦降有余，清芬不足，泄降肝胆内蕴之风火，力胜于花。

菊花并茎叶捣汁饮，治疗疮神效。

同枸杞蜜丸服，永无目疾。

牛蒡子

散风热，宣肺气，散结解毒。苦，平，入肺、胃二经。又说能通行十二经。

牛蒡子功专发散，故为斑疹必用之药。

能治风湿瘾疹，一也；疗咽喉风热，二也；散诸疮肿毒，三也；利凝滞腰膝之气，四也。

柽柳

疏散风热，清解血毒。甘、咸而温，入心、肺、胃三经。

柽柳甘得土气，咸得水气，故能解血毒而利小便。

近世治痧疹热毒不得出，用为发散之神药。经云少阴所至为疡疹，正刘守真所谓诸痒疮疡皆属心火之旨也。盖热毒炽于肺胃，则发斑疹于肌肉间，以肺主皮毛、胃主肌肉也。此药正入心、肺、胃，三经毒解，则邪透肌肤，而内热自消，此皆开发升散之功也。

蝉蜕

散风热，宣肺气。甘、咸而寒，入肝、肺经。

蝉蜕餐风饮露，其气轻清，故所主皆一切风热之证。其能治产难、去翳膜者，取其蜕意也。其能治失音、止夜啼者，非相悖也。盖蝉，日则飞鸣，夜则声息，以其鸣而鸣之，以其息而息之耳。

发痘疹，治惊痫，消阴肿（小儿阴肿用此煎汤外洗，内服五苓散，即消肿）。

治破伤风发热如神（炒研末，酒下一钱）。

蔓荆子

散风,清热。苦、辛而寒,入肝、膀胱兼胃经。

夫药子多主降,惟此与苍耳子轻清上浮,散上焦之风热,故所主皆头面风热之证,如头痛昏闷、目痛、见风泪出诸病。

齿虽属肾为骨之余,而上龈属胃,下龈属大肠,阳明风热上攻,则动摇肿痛。蔓荆子能散阳明风热,故坚齿。

并治筋骨间寒热湿痹拘挛。

苍耳子

发汗解热,祛风胜湿。苦、甘而温,入肺经。

苍耳子上通脑顶,下行足膝,内透骨髓,外达皮肤。凡风湿内淫,气血阻滞,皆能治之。

治鼻渊、鼻瘜,断不可缺,盖其能使清阳之气上行颠顶也。

治肝热,明目,消瘰疬。

治遍身瘙痒。

辛夷

散风热,通窍道。辛,温,入肺、胃二经。

辛夷能助胃中清阳上行,通于头脑颠顶,故治风头脑痛,通鼻塞涕出。肺主鼻,胆移热于脑,则鼻多浊涕而成渊,风寒客于脑,则鼻塞。经云脑渗为涕。王冰云:胆液不澄则为浊涕,如泉不已,故曰鼻渊。辛夷轻清上浮,散风解热,故主之。

人之中气不足,清阳不升,则头为之倾,九窍不利。辛夷之辛温走气而入肺,其体轻浮,能引清阳上行于天,所以治上诸病。

刺蒺藜

治风,明目,平肝,泻肺。辛、苦而温,入肝经。

刺蒺藜性升而散,入肝经,祛风明目之要药也。目病因风木之邪,风盛则目病,风去则目明矣。

此药宣散苦泄,治诸风瘙痒,疬疡,破恶血癥结积聚。凉剂宜连刺生捣用,补剂宜去刺酒拌蒸。

谷精草

散风,清热,明目。辛、甘,微温,入肝兼胃经。

此药轻浮,能上行阳明分野,用治目中诸病,其明目退翳之功在菊花之上。

手少阴君火与手少阳相火相扇上壅,便成喉痹之证。此能散二经之火,则气通而无结滞,故治之。

阳明胃家热甚生风,上冲龈齿风痛,此能上行阳明而散之,故愈。

(二)内风

羚羊角

平肝息风,清热安神。咸,寒,入肝及心、肺经。

羊,火畜也。而羚羊角则属木,故其角入厥阴肝经甚捷,同气相求也。在肝之病必用羚羊角,亦犹入心之病之必用犀角也。

目为肝窍,此能清肝,故明目去障。肝主风,其合为筋,此能祛风舒筋,故治惊痫、搐搦、骨痛、筋挛。肝藏魄,心主神明,此能泻心肝邪热，故治惊狂。肝主血，此能散血，故治血瘀为病。相火寄于肝胆，在志为怒，此能下气降火，故治怒逆烦惫、食噎不通。羚之性灵，而精在角，故又辟邪而解诸毒。

今痘科多用以清肝火。

石决明

潜阳息风，清热明目。咸，平，入肝经。

石决明咸寒，入血除热，又能入肾补阴。

石决明大补肝阴，肝阴不足而生风者，断不可少。

茯神木

平木。甘，平，入肝经。

肝风内扇，发厥不省人事者，重用茯神木治之，无不效验如神。盖此证虽属肝，而内扇则必上薄于心，心君为之不宁，故致发厥，茯神本治心，而中抱之木又属肝，以木治木，木平则风定，风定则心宁而厥自止也。

茯神木一两，乳香一钱，为末，每用二钱，木瓜酒下。治风寒湿痹搏于筋骨，足筋挛痛，行步艰难。诸筋挛缩疼痛并主之。

钩藤

息风静火。甘，微寒，入肝、心包经。

钩藤通心包于肝木，静火息风，故治大人头晕目眩，小儿惊痫瘛疭。祛风平肝而不燥，幼科珍之，用治寒热惊啼，瘛疭诸疾。

天麻

祛肝风，疏痰气。辛，温，入肝经。

天麻为定风草，故为治风之神药。眼黑头眩，风虚内作，非此不能治。但风药多燥，故久服身上发红丹，虽是祛风之验，实亦过燥之征也。肝虚不足者，天麻、川芎以补之。

赤箭乃天麻之苗，天麻用根，有由内达外之理；赤箭用苗，有自表入里之功。

二、寒门

（一）外寒

麻黄

发汗散寒，开肺利水。苦，温，入肺经。

麻黄治卫实，桂枝治卫虚，虽皆太阳经药，其实营卫药也。肺主气主卫，心主营主血，故麻黄为手太阴药，桂枝为少阴药。

麻黄中空，故能外开腠理而散表寒，下入膀胱而利小便。

麻黄味苦而辛，性热而轻，有麻黄之地，冬不积雪，为泄内阳也，故过用则泻真气。观此，则性热可知矣。服麻黄自汗不止者，以冷水浸头发，另用扑法即止。

凡服此药后需避风一日。

用此佐以黄芩，则赤眼之患可免。

麻黄根节能止汗。麻黄发汗而其根专于止汗，昔人每谓物理之奇异，不知麻黄轻扬，故走表而发汗，其根则深入土中，自不能同其升发之性，况苗则轻扬，根则重坠，一升一降，理有固然。惟其同是一本，则轻扬走表之性犹存，所以能从表分而收其散越，敛其轻浮，遂以归于里，是故根茎收束之本性，则不特不能发汗，而并能使外发之汗敛而不出，此则麻黄根所以有止汗之功力，投之辄效者也。

桂枝

发汗解肌，温经通络。辛、甘，微温，入心肺经。

夫桂枝寓温补于发散中，非若麻黄之功专发汗也。故仲景伤寒卫实无汗者主以麻黄，伤风卫虚有汗者主以桂枝。而桂枝下咽阳盛则必毙，麻黄发汗气虚则亡阳也。然桂枝有汗能止，而无汗又能发者，盖无汗虽为表实，但有邪实于外而阳虚于内者，用麻黄则嫌其太散，恐致亡阳，故宜桂枝发散而温补之。若无汗而非阳虚者则不可妄用，当遵仲景有汗不可用麻黄、无汗不可用桂枝之例也。

行肺气，平冲逆，散血分寒，横行手臂，治手足痛风。

桂枝、柳桂当辨。桂枝者，是桂树之枝，别乎身干之最大最厚而言，不必尽小。柳桂乃枝条上纷出之细枝。曰柳者，言如柳条之细也。但今人用皆不辨，浅陋甚矣。柳桂专入上焦，亦能横行于肩、背、臂，入肺经，为表散之品。

紫苏

发表散寒。辛，温，入心、肺、胃三经。

苏子与叶同功，发散风寒宜用叶，清利上下宜用子。且苏子辛温，能散结，兼有润肺之功。

苏叶发汗散寒，苏梗顺气安胎，苏子开郁降气，消痰定喘。

紫苏近世要药也。味辛入气分，色紫入血分，故同橘皮、砂仁则行气安胎（梗用）；同藿香、乌药则温中止痛；同香附、麻黄则发汗解肌（叶用）；同川芎、当归则和血散血；同木瓜、厚朴则散湿解暑，治霍乱脚气；同桔梗、枳壳则利膈宽胸；同杏仁、莱菔子则消痰定喘（子用）。

香薷

发汗散暑热，利湿消水肿。辛，微温。

香薷乃暑月解表之药，如冬月之用麻黄，气虚人不可多服。今医治暑病不问阴暑、阳暑悉以香薷为要药，不知香薷惟阳气为阴邪所遏之阴暑宜用，若阳暑则当切禁。何以辨之？阴暑无汗、恶寒，阳暑有汗、恶热也。且其性温，不可热饮，惟宜冷服，则无拒格吐逆之患。至其治水之功，果有奇效，一妇自腰以下胕肿，面目亦肿，喘急欲死，不能伏枕，大便溏泄，小便短少，服药罔效。脉沉而大。时珍断名风水，用千金神秘汤加麻黄，一服喘大定，再以胃苓汤吞深师薷术丸，二日小便长，肿大消，调理数日而痊。

香薷辛温发散，能泄宿水。夏月受暑气闭，无汗、渴饮、停水，香薷必佐以杏仁，以杏仁苦降泄气。又曰香薷辛温气升，热服易吐，佐苦降如杏仁之类则不吐也。

辛温通散，能解寒郁之暑气。

治霍乱不可缺，用之无不效。

生姜

发表散寒，开痰止呕。辛，温，入肺、心、脾、胃经。

生姜之用有四：制半夏、厚朴之毒，一也；发散风寒，二也；开痰止呕，三也；疏降心胸之壅气，四也。

同半夏用，祛痰止呕，除心下急痛；同杏仁用，治气实，心胸壅隔，滞气作痛；同枣用，能行脾胃津液，和荣卫，不独专于发散也。

生姜性温，去皮则热，专用皮则辛而凉，能和脾行水，故治浮肿及胀满。

姜茶治痢方：生姜切细，和好茶煎汤，任意呷之。热痢留皮，冷痢去皮，大妙。盖姜能助阳，茶能助阴，二物皆消散恶气，调和阴阳，且解湿热，故痢不问赤白，通宜用之。

早行山中宜含一块，不犯雾露清湿之气及山岚不正之邪。

暴卒病，用姜汁与童便服，立可解救。盖姜能开痰下气，童便降火也。

上床萝卜下床姜，姜能开胃，萝卜消食也。

葱白

发表和里，通阳活血。辛，平，入肺、肝、胃三经。

生用辛散，熟用甘温。外实中空，肺之药也，肺病宜食之。肺主气，外应皮毛，其合阳明，故所治之证多属太阴阳明，皆取其通气发散之功。通气，故能解毒及理血病。气者，血之帅，通气则血活矣，故金疮等用之（同砂糖研封之）皆有特效。

葱叶能通小便，治水病、足肿、头目重闷疼痛（用此二三寸插入鼻中）。

淡豆豉

解表，除烦。苦寒，入肺兼胃经。

淡豆豉治伤寒热郁，胸中懊憹有效。得葱则发汗，得盐则能吐，得酒则治风，得薤则治痢，得蒜则止血，炒熟止盗汗。

豉之入肺，所谓"肺苦气上逆，急食苦以泄之"之义也。伤寒瘴气，肺先受之，喘急烦闷亦肺有余，淡豉宣散苦泄，故皆治之。

（二）内寒

附子

回阳退阴，通行经络，走而不守。辛、甘，大热，入命门、三焦，兼入脾、肾、膀胱经。

附子即附生于川乌头者，故附子为川乌之子，川乌为附子之母，若野生之乌头则名草乌。大抵附子性重滞，温脾逐寒；川乌性轻疏，温脾祛风；草乌气锋锐，宜其通经络，利关节，寻蹊达径而自抵病所也。

附子乃阴证要药，凡伤寒传变三阴及中寒夹阴，虽身大热而脉沉者必用之，或厥冷、腹痛、脉沉细、甚则唇青、囊缩者急须用之，有回阳退阴之力，起死还生之功，切勿迟疑，以致阴极阳竭。且夹阴伤寒，内外皆阴，阳气顿衰，必须急用人参健脉益其原，佐以附子温经散寒，舍此不用，将何以救之？

附子禀雄壮之质，有斩关夺将之气，能引补气药行十二经，以追复散失之元阳；引补血药入血分，以滋养不足之真阴；引发散药开腠理，以驱逐在表之风寒；引温暖药达下焦，以祛除在里之冷湿。

附子为益阳火、退阴寒兼除寒湿之圣品。得肉桂则入命门、益相火，引人参挽回散失之元阳，同生姜发散在表之风寒，佐白术善除寒湿，得甘草能缓热性。

附子宜重用参、术驾驭，观古方参附、芪附、术附等汤，其理可想而知矣。

肉桂

散寒止痛，化瘀活血。辛、甘，大热，入命门、肝、肾经。

肉桂系桂树干及根皮，以其较寻常桂皮为厚，故名。桂心即此桂去里外皮，单用中心者是。桂枝即桂树之枝；柳桂即桂枝之细者；肉桂子即桂树所结之子。又有一种官桂，皮薄色黄味淡。大抵肉桂下补命火，入肝肾血分，兼有活血通经之能；桂心入心而温寒活血，为心气痛之要药；官桂入脾兼肝，性偏通利，调冷气而止疼痛，温通经络，疏利关节，故于痛风亦治；桂枝、柳桂见前。

昔有人患赤眼肿痛，而脾虚不能饮食、泄泻，用凉药治肝则脾愈虚，用暖药治脾则肝愈盛，惟肉桂能抑肝风而扶脾土，故一治两得之，所谓木得桂而枯也。

又，肉桂能通子宫而破血，故可堕胎。庞安时云，炒过则不损胎，究宜慎用。

桂子治寒疝痛。

干姜

除寒散结，回肠通脉。辛，大热，入脾、胃经兼心、肺经。

干姜大辛大热，阳中之阳，其用有四：通心助阳，一也；去脏腑沉寒痼冷，二也；发散诸经之寒气，三也；治感寒腹痛，四也。

干姜生辛炮苦，生用则逐寒邪而发表，炮用则除胃冷而守中，多用则耗散元气，须以生甘草缓之。

干姜入肺中，利肺气；入肾中，燥下湿；入肝经，引血药生血；同补阴药亦能引血药入气分生血，故血虚发热、产后大热者用之。血脱色白，面夭不泽，脉濡者，此大寒也，宜此辛温以生血，大热以温经。止血须炒黑用，见黑则止也。服干姜以治中者必上僭，宜大枣辅之。引以黑附，能回脉绝无阳。

燥脾而止泻，消痰而止嗽。

吴茱萸

温肝降逆，开郁化滞。辛，温，入肝、肾、脾、胃经。

吴茱萸下气最速，肠虚人尤宜。

浊阴不降，厥气上逆，咽膈不通，食则令人口开目瞪，阴寒隔塞，气不得上下，此病不已，令人寒中，腹满，膨胀，下利，宜以吴黄之苦热，泻其逆气，用之如神，他药不可代也，但多用防损元气。

此性虽热而能引热下行。

吐酸之症宜降火清痰，用此做向导。

昔有人苦痰饮，十日一发（食饱，阴天亦同），头痛，背寒，呕吐酸水，伏枕不食，诸药罔效，后得吴仙丹方服之而愈。每遇食饱腹满，服五七十丸便已。其方用吴茱萸（汤泡七次）、茯苓等分为末，蜜丸梧子大，每熟水下五十丸。

大茴香

温肾治寒。辛，温，入心、脾、膀胱、肾经。

大茴香能暖丹田而祛膀胱间冷气，治癫疝阴肿痛。亦能调中止呕下食，疗湿脚气。

得盐引入肾经，而祛寒湿之邪，故治阴疝。

茴香本旧根而苗于冬，能回阳于剥落之时，故能补肾中阳气，而膀胱遂借之以施化。且其味辛中有甘，而后微苦，辛而甘则能达肾阳以归中土，故为调脾胃之妙品。由甘而苦，故又能下归，以宣小肠火府之用。

艾叶

温气血，逐寒湿，调经安胎，止血定痛。苦，微温，入三阴经，通十二经。

艾性纯阳，故可以取太阳真火，可以回垂绝元阳，服之走三阴而逐一切寒湿，转肃杀之气为融和。生用则性温，炒熟则大热，用以火灸则透诸经而治百病。

胎动腰痛下血，胶艾汤有大效。同香附用名艾附丸，调妇人诸病。

薤白

通阳泄浊，利窍滑肠，开胸痹，散结气。辛、苦，温，入心、肺、大肠经。

薤性温补，生则气辛，熟则甘美，学道人长服之可通神，安魂魄，益气，续筋力。

其性滑利易产，亦主脚气。

其叶光滑，露亦难贮，故云薤露。古方用治肺气喘急，亦取滑泄之义。

薤治泻痢下重之由于气滞者，非此不宜。

昔有人病，能大食，日尽米一斛，五年，家贫行乞。一日大饥，至一园，食薤一畦，大蒜一畦，便闷极卧地，吐一物如笼，渐缩下，有人撮饭于上，即消成水，而病寻瘳。此盖薤散结、蒜消癥之验也。

高良姜

暖胃散寒，止痛消食。辛，大温，入脾、胃二经。

噫逆胃寒者，高良姜为要药。

心脾冷痛用此为细末，米饮服一钱匕，立止。

凡男女心口一点痛者，乃胃脘有滞或有虫也。多因怒及受寒而起，遂致终身。俗言"心气痛"者，非也。用此酒洗七次，焙、研，香附子醋洗七次，焙、研，各记收之。病因寒得，用此末二钱，附末一钱；病因怒得，用附末二钱，此末一钱；寒怒兼有，各一钱半。以米饮加入生姜汁一匕，盐一捻，服之立止。

良姜单用恐犯冲和之气，虚人须与参、术同行。

子名红豆蔻，辛热芳香，能醒脾、温肺、散寒、燥湿、消食。

又说只能醒醉解酒。

丁香

温胃，暖肾，止呃逆，除呕哕。辛，温，入肺、脾、胃三经。

丁香治脾冷气不和甚良，母者尤佳。

丁香能止呃逆，但呃逆有寒热之分，丁香惟寒呃宜用，若热呃则宜竹茹，误服丁香必反加甚，古方治寒呃有丁香柿蒂汤，治热呃有橘皮竹茹汤。

丁香油辛热，透关窍，通经络，祛寒湿，暖下元。治胃寒病，治疝痛阴寒，涂脐散臌痞。受寒胃痛，好酒和服，或用以擦痛处，令透。

川椒

补火祛寒，燥湿杀虫，止冷痛吐泻，消痰饮肿胀。辛，温，入脾、肺经。

其气香，其性下行，能使火热下达，不致上熏。

凡肾气上逆，须以川椒引之归经则安。

凡呕吐服药不纳者，必有蛔在膈间，加椒十粒，自不吐，蛔见椒则伏也。

此乃手足太阴、右肾命门气分之药，故能入肺散寒，治咳嗽；入脾除湿，治风寒湿痹、水肿泻利；入命门补火，治阳衰便数，足弱久利。

椒属火，有下达之能，久服则火自水中生，故服久必被其毒。

花椒

散寒燥湿，下气温中。辛，温。

花椒功力小于川椒，治上气咳逆，腹中冷痛，疝痛，风寒湿痹，去血瘀，通月闭。

手足心肿，风也，椒、盐末、醋和敷，良。

胡椒

温中暖胃，下气消痰。辛，大温，入胃、大肠经。

胡椒大辛热，纯阳之物，肠胃寒湿者宜之。

噎膈证，或因酒得，或因气得，或因胃火得。医者不察，火里烧姜，汤中煮桂，丁香、豆蔻继之，荜茇未已，胡椒继之，虽曰温胃，胃本不寒，虽曰补胃，胃本不虚。况三阳既结，食必上潮，只宜汤丸小小润之可也。此说虽是，然亦有无火之证，食入反出。又有痰气郁结，得辛热暂开之证，不可执一也。

荜澄茄与胡椒同其主治，然其温脾胃同，而治肾气、膀胱冷者，少类于川椒。其下气同，而治阴逆下气塞者，少类于吴萸。投剂亦宜知所用之。

荜澄茄

温中开胃，散寒解结。辛，温，入脾、胃、肾、膀胱经。

病有反胃吐食，甚至吐出黑汁，治之不愈者，惟荜澄茄米糊丸，姜汤下三十丸，日一，自愈。但愈后须服平胃散三百帖。

为治呕、吐、哕要药。

胡芦巴

壮元阳，逐寒湿，理脚气，治疝瘕。苦，大温，入命门经。

元阳不足，冷气潜伏，不能归原者宜之。

得附子、硫黄，治肾虚冷，腹胁胀满，面色青黑；得茴香、桃仁，治膀胱气大效。

胡芦巴丸，用此八钱，茴香六钱，巴戟（去心）、川乌（炮、去皮）各二钱，川楝（去核）四钱，吴萸五钱，并炒为末，酒糊丸，梧子大，每服十五丸，小儿五丸，盐酒下，治奔豚、偏坠走痛及寒疝、阴囊肿痛甚效。

昔有人病，目不睹，思食苦豆（即本药），频频不已，不周岁而目中微痛如虫行，目渐明而愈。此亦因益命门之功，所谓益火之源，以消阴翳也。

荜茇

温中，止胃脘寒痛，下气，治水饮呕逆。辛，大温。

走肠胃，冷气呕吐，心腹满痛者宜之。多服走泄真气，令人肠虚下重。

黄牛乳煎荜茇方，治唐太宗气痢有效，后累试于虚冷者，尤验。

肉豆蔻

温脾治痛呕，涩肠止泻利。辛，温，入脾、胃兼大肠经。

肉蔻属金与土，温中理脾。日华子言其下气，以脾得补而善运化，气自下也。

痢疾用此涩肠，为治伤乳泄泻之要药。

三、湿门

（一）透湿

浮萍

发汗，利湿。辛，寒。

浮萍其性轻浮，入肺经，达皮肤，所以能发散邪汗也。

浮萍发汗胜于麻黄。

紫萍一粒丹：用紫色浮萍晒干为末，炼蜜和丸，每服一丸，以豆淋酒化下，治瘫痪、诸风及脚气。

浮萍能利水，浮肿可消。

苍术皮

行皮透湿。辛，温。

生姜皮

行皮利水。辛，凉。

苍术、生姜均辛温发汗药也。而苍术燥湿，其力尤猛，湿在表者，燥利难除，是必用行皮而能宣透者以解。此苍术、生姜二皮所以为透湿之要药也。

茵陈

能除脾胃湿热郁结。苦，平，微寒，入膀胱经。

茵陈有清湿、解热、发汗、净血之能，为黄疸之特效药。阳黄佐以栀、柏；阴黄佐以姜、附。得连、柏、葛花、苜蓿、五味子治酒疸；得二术、苓、泻、麦冬、木通、橘皮、神曲治谷疸；得生地、黄柏、石斛、木瓜、牛膝、仙人对坐草治女劳疸；得五苓散总治诸疸。

仲景治伤寒热甚发黄，身面悉黄，用之极效。一僧，因伤寒后，发汗不彻，有留热，面身皆黄，多热，久不愈。寇宗奭用此同栀子各三分，秦艽、升麻各四钱为散，每用三钱，水煎服，五日病减三之一，十日减三之二，二十日病悉去。

仲景茵陈栀子大黄汤治湿热，栀子柏皮汤去燥热，譬如禾苗，潦则湿黄，旱则燥黄，湿则泻，燥则润可也。

治黄疸，利小便，须用北地山茵陈。发汗，治体痛，行肢节滞气，化痰利膈，须用江南山茵陈。若家茵陈，亦能解肌、下膈、去胸中烦也。

又说，绵茵陈专于利水，为治湿热黄疸要药。山茵陈专于杀虫，治口齿疮绝胜。茵陈专走气分而利湿热，若蓄血发黄非此能治也。

大豆黄卷

除湿痹，消胀满，为利湿清热药。甘，平。

大豆卷治湿痹，筋挛膝痛，去胃气结聚留滞，并治水病肿满、喘急、大小便涩（同大黄用）。

大豆卷与茵陈皆能透湿，大豆卷健脾以透湿，茵陈发汗以透湿。

（二）燥湿

苍术

发汗燥湿，升阳解郁。苦，温，入脾、胃、肺、大小肠经。

白术

补脾，燥湿，除痹。甘，温，入脾、胃经。

二术俱为阳草，故祛邪之功胜，而益阴之效亏。药性偏长，物无兼力。

术燥肾而闭气，故溃疡用之反能生脓作痛，人但知术能健脾，此盖指脾为湿邪所干，术能燥湿，湿去则脾健，故曰补也。宁知脾虚无湿者用之，反致燥竭脾家之津液，是损脾阴也，何补之足云？

苍术别有雄壮上行之气，能除湿，下安太阴，使邪气不得传入于脾。以其经泔浸火炒，故能出汗，与白术止汗特异，用者当辨，盖有止发之殊也。

苍术除上湿，发汗功最大。若补中焦，除脾胃湿，力不如白术。

苍术升阳解郁，腹中窄者宜之。白术则忌，以其能闭气也。

厚朴

散气燥湿，化食积，消胀满。苦，温，入脾、胃、大肠经。

厚朴之用有三：平胃，一也；去腹胀，二也；孕妇忌之，三也。虽除腹胀，但虚弱人宜斟酌用之，误服脱人元气，惟寒胀大热药中兼用，乃"结者散之"之神药也。

厚朴属土有火，其气温，能泄胃中之实，平胃散用之佐以苍术，正为泻胃中之湿，平胃土之太过，以致于中和而已，非谓其温补脾胃也。治腹胀者，因其味辛，以提其滞，气滞行则宜去之。若气实人误服参、芪以致胀闷或作喘宜此泻之。

厚朴气味辛温，性复大热，其功长于泄结散满，温暖脾胃。一切饮食停滞，气壅暴胀，与夫冷气入腹，肠鸣呕逆，腹痛泄泻，皆当用之。

得枳实、大黄泻实满；得陈皮、苍术除湿满；同利水药用能厚肠胃而止泄泻。

草果

燥湿祛寒，除痰截疟，调中消食，开郁破气。辛，温，涩，入脾、胃经。

草果气味极辛微香，性温，调散冷气甚速。

风寒客胃，当心作疼者，煨熟用之。

草果性温，能散滞气，消膈上痰，若明知身受寒邪，口食冷物，胃脘作痛，方可用以温散，如鼓应桴，或湿痰郁结成病者亦效。

草果治病，取其辛热浮散，能入太阴阳明，除寒燥湿，开郁化食之力而已。南方卑下，脾胃常多寒湿郁滞之病，故宜用之。

然过多亦能助脾热，伤肺损目。或云与知母同用治瘴疟寒热，取其一阴一阳，无偏胜之害。盖草果治太阴独胜之寒，知母治阳明独胜之火也。

草果能除太阴之寒湿而化痰，故能宣开脾窍，痰疟用之能截止。

伤生冷，腹痛泄泻宜之，取其温而能涩也。

（三）利湿

茯苓

益心脾，行水湿，赤者破结气。甘，平，入心、肺、脾、胃、肾经。

白者入肺、膀胱之气分，赤者入心、脾、小肠之气分，虽利小便而不走气，与车前子相似，乃除湿之圣药也。

茯苓其用有五：利小便，一也；开腠理，二也；生津液，三也；除虚热，四也；止泄泻，五也。但阴虚而小便不利者，当以淡渗为忌。

茯苓淡渗，凡下元不足者，多忌之。其实不然，夫茯苓为古松精华蕴结而成，入地最久，得气最厚，其质重，其气清，其味淡。重能培土，清能益金，淡能利水，惟其得土气之厚，故能调三部之虚，虚热、虚火、脾虚痰湿，凡涉虚者，皆宜之。以其中和粹美，非他迅利克伐者比也。又能为诸阴药之佐而去其滞，为诸阳药之使而宣其道，补不滞涩，泻不峻利，精纯之品，无以过之，乃治虚劳者。久已与泽泻同弃，殊为良药惜矣。

茯苓为治痰主药。痰之本水也，茯苓可以行水；痰之动湿也，茯苓又可利湿。

能通心气于肾，使热从小便出，然必白者上行入肺，泻去肺热，使清其源，而后能下降以通膀胱而利水也。

茯苓皮治水肿肤胀，利水道，开腠理，有以皮行皮之意。行水而不耗气，功胜大腹皮。

猪苓

行水利湿，消肿止泻。甘平而苦，入肾、膀胱经。

猪苓淡渗，气升而又能降，故能开腠理，利小便，与茯苓同功，但入补药不如茯苓也。

淡渗大燥，能亡津液。

猪苓利水之功多，久服必损肾气，昏人目，以肾水不足则目昏也。

泽泻

利湿热，治泻痢，消肿通淋。甘、咸性寒，入肾、膀胱经。

泽泻气平，味甘而淡，淡能渗泄，气味俱薄，所谓利水而泄下。脾胃有湿热，则头重而目昏耳鸣，泽泻渗去湿热，而土气得令，清气上行，天气明爽，故能治头眩而聪耳明目也。若久服，则降令太过，清气不升，真阴潜耗，安得不目昏也。六味丸用之者，取其泻膀胱之邪气也。古人用补药必兼泻邪，邪去而补药得力。

肺金为气化之源，伏火蒸灼，则水道必瘀，瘀则金气不行，而金益病。且水停下流，则中土濡湿而奉上无力，故治劳嗽吐血之症，未有不以导水为先务者。古人每称泽泻有神禹治水之功，夫亦当究其命名之义矣。盖泽者泽其不足之水，泻者泻其有余之火。惟其泽也，故能使生地、白芍、阿胶、人参等补益之品得其前导，则补而不滞；惟其泻也，故但走浊道而不走清道，非若猪苓、木通、腹皮等之削阴破气，直走无余。要知泽泻一用，肺、脾、肾三部咸宜，所谓功同神禹者此也。

滑石

滑利窍，逐湿热，治泻痢，通淋闭。甘，寒，入膀胱兼心、胃、大小肠经。

滑石治渴，非真止渴，资其利窍，渗去湿热，则脾胃中和而渴自止耳。若无湿小便利而渴者，内有燥热，宜滋润，误服之，津液愈亡而渴转甚矣。故好古以为至燥之剂。

滑石利窍不独小便也，上能利毛腠之窍，下能利精溺之窍。盖甘淡之味，先入于胃，渗走经络，游溢精气，上输于肺，下通膀胱。肺主皮毛，为水之上源，膀胱司津液，气化则能出，故滑石上能发表，下利水道，为泻热燥湿之剂。发表是荡上中之热，利水道是荡中下之热；发表是燥上中之湿，利水道是燥中下之湿。热散则三焦宁，而表里和，湿去则阑门通，而阴阳利。刘河间用益元散，通治上下表里诸病，盖是此意，但未发明耳。

古方治淋沥多单使滑石，又与石韦同捣末服，其力更驶。

木通

行水泻火，下乳通淋。甘、辛，平，入心、肾、膀胱、小肠四经。

通草（原名）甘淡，能助肺气下降，利小便，专泄气滞也。

肺受热邪，津液气化之源绝，则寒水断流，膀胱受湿热，癃闭约缩小便不通，宜此治之。凡气味相同者，茯苓、泽泻、猪苓、灯草、琥珀、瞿麦、车前子之类也。木通下利小便，泄小肠火，与琥珀同功，无他药可比。

君火宜木通，相火宜泽泻，利水虽同，所用各别。

肺为水源，肺热清，则津液化，水道通矣。凡利小便者，多不利大便，以小水愈通，大便愈燥也。木通能入大肠兼通大便。

淋沥不通者，下焦火也。心与小肠相表里，心移热于小肠，故淋闭。木通能泻心火，故治淋闭。

人遍身胸腹隐热，疼痛拘急，足冷，皆是伏热伤血，血属于心，宜木通以通心窍，则经络流行也。

凡心经蕴热用犀角、黄连等药，必兼木通，其效乃捷，以能引心经之热从小肠出也。

通草

利水道，清湿热，催生下乳。甘、淡，平，入肺、胃经。

通脱木（原名），入肺引热下行，入胃通气上达。

泻肺利小便，甘平以缓阴血也。与灯草同功，宜生用。

车前子

利水清热，止泻痢，通淋沥。甘、咸，寒，入肾经，兼入肝、小肠经。

此能利小便而不走气，与茯苓同功。

功用似泽泻，但彼生水中，专去肾之邪水，此生陆地，则兼去脾之积热；彼用根，此用子，兼润心肾，又甘能补。

车前子所以能止暴下者，以能利水道而不动气，水利则清浊分，而谷藏自止故也。

清肺肝风热，渗膀胱湿热。

其根有清凉收涩之效，能止血、治带下、春日发间歇热甚验。

车前草，甘寒，利尿通淋，又能止血。

防己

祛风行水。辛，平，入膀胱经。

治水用汉，治风用木。治下焦湿肿并痛，及泄膀胱火邪，必用汉防己、龙胆草为君，知、柏、甘草佐之。防己乃太阳本经药也。

防己为瞑眩之剂，然而十二经有湿热壅塞不通及下注脚气，除膀胱积热，非此不可，真行经之仙药也，无可代之者。若夫饮食劳倦，阴虚生内热，元气谷食已亏，以防己泻大便则重亡其血，此不可用一也；如大渴引饮，是热在上焦，气分宜渗泄，而防己乃下焦血分药，此不可用二也；外伤风寒，邪传肺经，气分湿热而小便黄赤乃至不通，此上焦气病，禁用血药，此不可用三也。大抵上焦湿热皆不可用，下焦湿热流入十二经，致二阴不通者，然后审用之。隐庵曰：防己味辛气平，茎空，藤蔓根纹如车辐，能启在下之水精而上升，通在内之经脉而外达，为平气通上之药，有行气清热之功，与乌药、木通相类。引古为据，极辟东垣之误。

木通甘淡，泻气分湿热；防己苦寒，泻血分湿热。

凡使防己于下部湿热药中，必以二术、茯苓、黄柏、甘草、萆薢、木瓜、石斛、苡仁为佐，乃无瞑眩之患。

凡脚气肿痛，当以防己为主药。又有足跟痛者，属肾虚，非脚气也。

大腹皮

下气行水，利水消肿，疏气消胀。辛，微温，入脾、胃二经。

凡人脾胃虚则寒热不调，逆气攻走则痰滞中焦，结成膈证，或湿热郁积，酸味刺心，辛温暖胃豁痰，通行下气，则诸症除矣。大肠痈毒亦主之，以其辛散破气而走阳明也。

腹皮下气亦与槟榔同，不独子也。但槟榔破气最捷，其性为烈；腹皮下气稍迟，其性较缓耳。

向阳者为槟榔，向阴者为大腹皮。

土茯苓

除湿清热，利水解毒。甘、淡，平，入胃、大肠二经。

杨梅疮多属厥阴、阳明而兼他经。邪之所在，则先发出，如兼少阴、太阴则发于咽喉，如兼少阳、太阳则先发头耳。盖相火寄于厥阴，肌肉属于阳明故也。医用轻粉劫去痰涎，疮即干愈。然毒窜经络筋骨，血液枯涸，筋失所养，变为拘挛、痈漏、废疾，土茯苓能解轻粉毒，用一两为君，苡仁、金银花、防风、木通、木瓜、白鲜皮各五分，皂角子四分（气虚加人参七分，血虚加当归七分），名搜风解毒汤，深者月余，浅者半月即愈。已服轻粉，筋骨挛痛瘫痪者亦效。一日三服，忌茶、酒、面、腥荤，盖秘方也。

又方萆薢三两,皂荚、牵牛各一钱,水煎,分三服,数剂多瘥。盖此疾始由毒干阳明而发,加以轻粉燥烈,久而水衰,肝夹相火,来凌脾土,土属湿,主肌肉,湿热抑遏于肌腠,故发为痈肿,甚则拘挛。《内经》所谓湿气害人皮肉筋骨是也。土茯苓甘淡而平,能祛脾湿,湿去则诸证愈矣。初病服之不效者,火盛而湿未郁也,此药长于祛湿,不能祛热,病久则热衰气耗而湿郁为多故也。

地肤子

利水滋阴,能除虚热,兼益精强阴。苦,寒,入肾、膀胱二经。

众病皆起于虚,虚而多热者,加地肤子、甘草。

小便不禁或频数,古方多以为寒而用温涩,不知属热者多。盖膀胱邪火妄动,水不得宁,故不禁或频数也。老人多频数,是膀胱血少,阳火偏亢也,法当补膀胱阴血,泻火邪为主,而佐以收摄,如牡蛎、山萸、五味之类,不可独用。病本属热,故宜泻火;便多则水益虚,故宜补血。补血泻火,治其本也,收涩治其标也,故宜用此以除膀胱虚热,利小便而通淋。此药苗叶,前人多用以治赤白痢及大肠泄泻,打汁服甚效,以其能和气涩肠胃也。并解恶疮毒。若煎水日服,能治手足烦疼,利尿通淋。

赤小豆

行水散血。辛,平,入心经,兼入小肠经。水气、脚气最为急用。

治水而不辅胃则失之壅滞,赤小豆消水通气而健脾胃,乃其药也。

小豆色赤，心之谷也，其性下行，通小肠，入阴分，治有形之病，排痈肿脓血，下水肿胀满。和鲤鱼煮食，大治脚气。煮粥食之能通乳。治痈疽诸恶疮，水调其末，涂之无不愈矣。

白扁豆

补脾除湿，消暑止泻。甘，微温，入脾、胃经。

此入太阴气分，通利三焦，能化清降浊，故治中州之病，清暑除湿而解毒也。

治霍乱吐利者，以其能和中下气也。

花主赤白带下（为末米饮下）。

叶治霍乱吐利不止及吐利后转筋，打汁入醋少许服。

薏苡仁

生用利湿舒筋，炒用健脾止泻。甘、淡，微寒，入肺、肝、脾、胃、大肠经。

薏苡仁主筋急拘挛，但拘挛有寒热之分。经云，大热，筋受热，则缩而短，故挛不伸，此是因热而拘挛也，故可用薏苡仁。至云因寒而筋急者，则不可用此。惟此药力势和缓，凡用须加倍见效。泻水所以益土生金而抑木，故治风热拘急。薏苡仁清肺，故治肺痿、肺痈，利水除湿，故治泻痢、水肿、痹、疝（肿甚者）。

冬葵子

滑尿窍，利湿热。甘，寒，入大小肠经。为治霍乱、水肿及催生药。

冬葵子之功，大略利窍、通乳、消肿、滑胎是其专长。妇人乳房胀痛，同砂仁等分为末，热酒服三钱，其肿即消。难产专取此味，炒香为末，芎归汤下三钱则易生。

蜀葵花赤者治赤带，白者治白带，赤者治血燥，白者治气燥。大便燥结，麻仁、郁李之类；小便癃闭，葵子、滑石之类。

榆白皮

渗湿热，通二便。甘，滑，入大小肠、膀胱经。

主治大小便不通，消肿通淋。

榆、皮、叶性皆滑利下降，故小便不通，五淋肿满，喘嗽不眠，产难各症宜之。此能利窍渗湿热，去有形之积，气盛而壅者宜之。若胃寒而虚者，久服恐泄真气。

萆薢

泻血分湿热，治淋浊水泻。苦，平，入肝、胃、肾经。

萆薢，足厥阴、阳明药也。厥阴主筋，属风，阳明主肉，属湿，此药能祛风湿，故治缓弱、顽痹、遗浊、恶疮诸病之属于风湿者。此药能去浊分清，故萆薢分清饮用以治小便频数，白浊如膏。凡人小便频数，不计度数，茎内痛不可忍者，乃因沉溺酒色或过食辛热炙煿之物而然，与淋病之小便艰涩而痛者不同，宜用此一两，水浸少时，以盐半两同炒，去盐为末，每服二钱。

此药甘淡性平，能健脾胃，止泄泻，补下焦，治阳痿。

若欲兴阳，先滋筋力；若欲清便，先治肝火。

海金沙

渗湿热，通五淋。甘，寒，入小肠、膀胱二经。

此药生于叶上，小肠、膀胱血分药也，热伏二经血分者宜之，故治小便热淋茎痛为要药。

能解水火之结。

此药草上结沙，亦所含之精英也。气轻上浮，宜入心肺；沙体下坠，则入二肠。甘淡则能渗湿去热，色黄赤则入血分，故主治五淋茎痛湿肿，下热除而上热亦息。

得栀子、马牙硝、硼砂治伤寒热狂者，大利小便，釜底抽薪之意也。

瞿麦

利水通淋，清热破血。苦、辛，寒，入小肠、心经。

古方通心经、利小肠最为要药。八正散用此，今为要药。若心经虽有热，而小肠虚者，服之则心热未退而小肠别作病矣。盖小肠与心为传送，故用此入小肠，实引火下降之义，当以利小肠为主。

近古方家治产难有石竹花汤，治九孔出血有南天竺饮，皆取其破血利窍也。

五淋大抵属湿热。热淋用八正散加栀子、滑石等；血淋宜用小蓟牛膝膏；肾虚淋宜补肾，不可独泻；老人气虚者宜参、术加木通、山栀；亦有痰滞中焦作淋，宜行痰兼通利药，忌汗，汗之便血。

石韦

清湿热，通淋闭。苦、甘，微寒，入肺、膀胱经。

此药清肺金以滋化源，通膀胱而利水道，《别录》言其补益，亦止清热利湿之功，非真有补性也。

萹蓄

杀虫治蛔痛，通淋利小便。苦，平。

治蛔咬心痛神效，海上歌云：心头急痛不能当，我有仙人海上方，萹蓄醋煎通口咽，管教时刻便安康。

蚯蚓

清热利水。咸，寒，入胃经。

肾脏风下注病不可缺也，脚气药必须用之为使，然有毒，病已即止。

蚯蚓大寒，故能大解诸热疾；下行，故能行湿而利小便，治足疾而通经络。

蚓蚯泥治久热痢者，以久痢乃湿热甚于肠胃，得甘寒之气则湿热自除也。

四、燥门

（一）润上

百合

润肺宁心，清热止嗽。甘，平，入肺、大肠经。

久嗽之人，肺气必虚，虚则宜敛。百合之甘敛，胜于五味之酸收也。

花治小儿天疱湿疮（干为末，菜油调涂）。

甜杏仁

止咳下气，消心腹逆闷。甘，平，入肺经。

凡药仁性皆润，而杏仁之润又有甜苦之分，甜者润而补，苦者润而泻，用者当知所辨矣。

天冬

润肺燥，生肾水。甘、苦，平，入肺、肾经。

痰之标在脾胃与肺，其本在肾。若非肾家有火，炎上薄肺，煎熬津液而成黏腻，则痰何自而生耶？天冬味苦气寒，能清热保肺，下通于肾，故同麦冬、百部、玄参、贝母、桑白皮、枇杷叶、童便、竹沥为清肺、消痰、止嗽必用之药。又肺为华盖，喜清肃而恶烦热，亦畏湿热，平则和安，发声清亮，一受火贼则痰壅咳逆，气喘吐血，寒热声哑之症出焉。热泄则痰散而肺清，肺清则津液流通，气得下降，而诸症悉除矣。

苦以泄滞血，甘以助元气，及治血妄行，此天冬之功也，保定肺气，治血热侵肺。上气喘促宜加人参、黄芪为主，用之神效。

柿

润肺涩肠，生津宁嗽。甘，寒，涩，入肺、脾经。

柿乃脾、肺血分之果也，其味甘而气平，性涩而能收，故有健脾、涩肠、治嗽、止血之功。盖大肠者，肺之合而胃之子也。真正柿霜，乃其精液（编者注：柿霜即附于干柿饼之表层的白色粉状物，系由柿所含多糖与柿汁结合成的结晶），入肺，病上焦者尤佳。有人三世死于反胃病，至孙，得一方，用干柿饼同干饭日日食之，绝不用水饮，如法食之，其病遂愈。

生用性颇寒，干用性较平，柿霜主清上焦心肺热，生津止渴，化痰宁嗽，治咽喉口舌间疮痛。

柿蒂止呃逆。

柿本皮、根皮俱治血崩、血痢、下血。

梨

清凉滋润。甘、微酸，寒，入心、肺、肝、胃经。

梨能凉心、润肺、消痰以止咳；降火以除烦；润燥、解渴而清喉；清热消风而解毒。惟其凉心而小肠以清，惟其润肺而大肠以泽。

生用可清六腑之热，熟用可滋五脏之阴。实火宜生，虚火宜熟。

凡人有痛处，口渴脉数，此痈疽将成之候，惟昼夜食梨，可转重为轻。膏粱之家，厚味醇酒，纵恣无节，必多痰火卒中、痈疽之病，能常食梨可免。

落花生

润肺化痰则用生，悦脾和胃则用炒。甘，平，炒则甘温。

花生本有涤痰之功，凡犯咳嗽，止用生花生，去壳、膜，取净肉，冲汤服，痰嗽自安，岂非化痰之功善于瓜蒌、贝母？俗以火炒食，反能生痰矣。

生研用，下痰润燥；炒熟用，开胃醒脾。

花生乃花谢落土，感土气而成实，故有入脾和胃之功，又能通肺气。

油，滑肠下积，功同橄榄油。

（二）润中

麦冬

补肺养胃，清热生津。甘，微寒，为阳明正药，兼入心、肺经。

凉而能补，补而不泥，无过于麦冬者。伤寒劳复与夫温热病及杂病，阴不济阳而烦热燥渴者，用以生津液、濡枯而退热，大有奇功，但惟火盛气壮者相宜，若气弱胃寒者，必不可服。

润肺、除热、清心，为心肺虚热之神品。以甘先入脾胃，故又为阳明之正药。

得地黄为使，令人头发不白，补精髓，通肾气，定喘促；得阿胶、地黄、麻仁，能益血、润经、复脉、通心；得五味子、枸杞子，能生脉。

天花粉

清热润燥，生津止渴。甘、苦，寒。

花粉纯阴，解烦渴，生津液，心胃枯涸者，非此不能除，盖治消渴之圣药也。

花粉止渴生津，润枯降火却不伤胃，若诋其苦寒，误矣。

石斛

除热益阴。甘，平，入胃、肾经。

石斛治胃中虚热有功，又能强四肢而除湿，故治脚膝疼、冷、痹、弱。

此乃脾及右肾之药，深师云：囊湿精少、小便余沥者宜加之。

补虚劳羸瘦，强阴益精，厚肠胃，长肌肉。

鲜者生津，救焚有功。

黄精

补土生金，生津液，填精髓。甘，平，入脾、肺经。

黄精得坤土之气，获天地之精而生，故能填精髓而治劳伤，益脾胃而健筋骨，但性偏凉润，脾胃枯燥者为宜。若土寒便泻者，不可服也。

此药花胜于实，实胜于根。

玉竹

滋养气血，平补而润。甘，平，入心、肺经。兼祛风湿。

凡头痛不止者，多属外感，宜发散；乍痛乍止者，属内伤，宜补益。又有偏头痛，左属风邪血虚，右属痰热。气虚腰痛亦有邪实正虚，宜辨，大抵虚而夹风湿者宜玉竹。

此药性缓，久服方能见效，而所主多风湿虚劳之缓证，未尝恃为重剂也。若急虚之证，必用参、芪方能复脉回阳也。

山药

补而能涩。甘，平，入脾、肺经。

山药入脾、肺二经，补其不足，清其虚热。润皮毛，化痰涎（姜汁拌，炒），固肠胃，止泻痢。肺为肾母，故又益肾强阴，治虚损劳伤；脾为心子，故又益心，治健忘遗精。

山药补脾之阴，阴足则燥自除；白术补脾之阳，阳强则湿自解。

人乳

补血润燥，止渴明目。甘、咸，平，入心、脾、肝、肾经。

人乳润五脏，滋血液，老人便秘最宜。妇人之血，下为月经，上为乳汁，以人补人，功非渺小。惟性凉滋润，故小儿纯阳之体宜之。若大人服之，阳脏者固能养血润燥，以益五脏，阴脏者亦能助湿滑肠而致泄泻也。

大益心气，补脑髓，止消渴，治风火证。

牛乳

润燥生津。甘，平，入心、脾、肺经。

牛属土，其肉甘温，大能补脾。乳为阴血所化，气味甘平，润肠胃，解热毒，补虚劳，治反胃噎膈。

反胃噎膈，大便燥结，宜牛、羊乳，时时咽之，并服四物汤为上策，切不可用人乳。人乳者，有七情之火、饮食之毒也。

噎膈不通，服香燥药，取快一时，破气而耗血，是速其死也，不如少服药，饮牛乳加韭汁、姜汁、竹沥、童便或陈酒等为佳。

昔有人患噤口痢，粒米不进，郑奠一令服牛乳，久之亦瘥。

乳煎荜茇治痢有效，盖一寒一热，能和阴阳耳。

羊乳

补肺肾，润胃脘、大肠之燥，治反胃消渴。甘，温。

羊乳疗虚劳，益精气，补肺肾气，和小肠气。

有人被蜘蛛咬，腹大如妊，遍身生丝，其家弃之，乞食，有僧教啖羊乳，未几疾平也。

（三）润下

麻仁

润燥滑肠。甘，平，入脾、胃、大肠经。兼能杀虫涂疮。

汗多，胃热，便难，三者皆燥而亡津液。汗出愈多则津枯而大便愈燥。仲景脾约丸治津少大便秘，盖以润足太阴之燥，乃通肠也。

麻仁，木谷也，能润肠胃而疏风气，故治大肠风秘、燥结之大便不通及艰难。

得柏子仁、松子仁治老人虚秘。

海松子仁

润燥，祛风，理气。甘，平。

松子仁润肠而通虚秘，理气而止咳嗽，祛风而去痹弱。

此仁润而不泄，同柏子仁、麻仁治虚秘甚良。

气温属阳味，甘补血，血气充足，则五脏自润，治发白不饥所由来矣。

无花果

清热润肠。甘，平。

此果不花而实，独异寻常，然《和汉药考》则谓为后世之误。且云又名"一熟"，盖言其果一月而成熟也。能助消化而开胃，其能疗痔疾、治咽喉痛者，清热润燥之功也。

郁李仁

润燥通便，利水消肿，破血泄气。酸，平，入脾、大小肠经。

郁李仁甘苦而润，其性降，故能下气利水。

性专下降，善导大肠燥结，利周身水气。然下多令人津液亏损，燥结愈甚，乃治标救急之药，非可常用。

治因悸目张不得瞑，煎此，酒和服，使醉即愈。

蜂蜜

甘和润滑。甘，平，入心、脾经。

蜂蜜，入药之功有五：清热也，润燥也，补中也，解毒也，止痛也。生则性凉，故能清热；熟则性温，故能补中；甘而和平，故能解毒；柔而濡泽，故能润燥；缓可以去急，故能止心腹、肌肉、疮疡之痛；和可以致中，故能调和百药而与甘草同功。张仲景治阳明燥结大便不通，蜜煎导法诚千古神方也。

凡人觉有热四肢不和，即服蜜浆一碗，甚良。盖蜜能和营卫而通三焦，润脏腑而除烦躁。蜜成于蜡，而万物之至味莫甘于蜜，莫淡于蜡。蜜之气味俱厚，属乎阴也，故养脾。蜡之气味俱薄，属乎阳也，故养胃。厚者味甘而性缓质柔，故润脏腑，薄者味淡而性凉质坚，故止泻痢。

肉苁蓉

滋肾，益精，滑肠。甘，微温，入心包、命门经。

肉苁蓉性滑而味重，能动大便，凡闭结不通，而虚不可攻者，洗淡，用三四钱，一服即效。

肉苁蓉滋肾，为峻补精血之要药。锁阳功用与之相仿，可代苁蓉。

痢疾气滞过甚者，必至圊不爽，重用苁蓉辄取捷效。

知母

滋肾补水，泻火滑肠。苦，寒，入肺、肾二经。

知母其用有四：泻无根之肾火，疗有汗之骨蒸，止虚劳之热，滋化源之阴。仲景白虎汤用之治烦躁不得眠者，烦出于心，躁出于肾，知母苦寒，滋肾水而清肺金，由是而雨露下滋，水精上达，烦躁解矣。凡病小便闭塞而渴者，热在上焦气分，肺中伏热，不能生水，膀胱绝其化源，宜用淡渗之药以泻肺火、清肺金而滋水之化源。若热在下焦血分而不渴者，乃真水不足，膀胱干涸，乃无阴则阳无以化，宜知、柏苦寒之品，滋肾与膀胱之阴，小便自通。

虚劳证当分已成、未成二候。已成宜甘寒以滋之，如生地、麦冬之类是也；未成宜苦寒以泻之，如知母（肺肾气分药）、黄柏（肺肾血分药）之类是也。

大肠燥结而肾水素亏之便秘，非此不能通。

五、热门

（一）外透

石膏

泻热解肌。甘、辛，微寒，入胃、肺、三焦经。

石膏能发汗者，气轻解肌故也；能止汗者，热清气敛故也。此乃阳明经大寒之药，善治本经头痛、牙痛、中暑、潮热、消渴。然能寒胃，非腹有极热者，不可轻用。又有血虚发热，证像白虎，及脾胃虚劳，形体羸瘦，初得之时，与此证同，医者不识而误用之，不可救也。

此足阳明药，仲景白虎汤治阳明证，身热，目痛，鼻干，不得眠。身以前，胃之经也；胸前，肺之室也。邪在阳明，肺受火制，故用辛寒以清肺金。又治三焦皮肤大热，入手少阳也。凡病脉数不退者宜用，胃弱者不可用。

胃主肌肉，肺主皮毛，石膏入二经，为治斑疹要药。色赤如锦纹者为斑，隐隐见红点者为疹，斑重疹轻，要皆由于胃热，然亦有阴阳二证之分：阳证宜石膏；若内伤阴证见斑疹者，微红而稀少，此胃气极虚，逼其无根之火游行于外，当益气血，使中有主，则气不外散，血不外游。若作热治，误用石膏，生死反掌。

伤寒有阴盛格阳、阳盛格阴二证，至为难辨。盖阴盛极而格阳于外，外热而内寒；阳盛格阴于外，外冷而内热。经所谓重阴必阳、重阳必阴，重寒则热、重热则寒是也。当于小便分之：便清者，外虽燥热中实寒；便赤者，外虽厥冷而内实热也。再看口中之燥润及舌苔之浅深，胎黄黑者为热，宜白虎汤。然亦有胎黑属寒者，舌无芒刺，口有津液也，急宜温之，误投寒剂立死矣。

竹叶

清热除烦。辛、甘，寒，入心、胃经。

竹叶体轻上浮，清上焦之风热，透热转气之药也。心热而烦，胃热而渴者，宜之。

竹叶内息肝胆之风，外清温暑之热，故有安神、止痉之功。

连翘

散结，清火。苦、辛，平，入胆、大肠、三焦经。

连翘之用有三：泻心经客热，一也；去上焦诸热，二也；为疮家圣药，三也。

十二经疮药中不可无此，乃结者散之之义也。

此乃手足少阳之药，治疮疡瘿瘤结核如神。与柴胡同功，但分气血之异耳。同牛蒡子用治疮疡，别有神功。

治胆热，气分用连翘，血分用柴胡。

连翘状似人心，两片合成，其中有仁甚香，乃心与包络气分主药也。

疮家用此，取结者散之之义也。凡肿而痛者为实邪，肿而不痛为虚邪，肿而赤者为结热，肿而不赤为留气，成疮为停痰。

夫人之气血贵乎流通，若血分壅滞，气分遏抑，便成疮肿。连翘能散结，故主之也。

连翘轻浮，为宣散热邪之要药也。

金银花

清热解毒。甘，寒，入肺经。

今人但知入疮科，而忘其治痢、宽膨、解胀之功，惜哉！

清络中风火、湿热，解温疫积恶浊邪，息肝胆浮越风阳，治痉厥、癫痫诸症。

脚气作痛，筋骨引疼，用此为末，热酒下二钱。

此花五两，生甘草二两，水二碗，煎至一碗，再入酒一碗，略煎，分三服，一日一夜吃尽。治痈疽发背及一切恶疮，初起便服，奇效。重者日二剂。

忍冬藤功用同花，但花轻扬而能散，藤蔓延而能行经脉，略有不同。

葛根

解肌退热，升津止渴。甘、辛，平，入胃、膀胱、脾经。为清凉发汗解热药。

其气轻浮，鼓舞胃气上行，生津液，又解肌热，治脾胃虚弱泄泻圣药也。

气味俱薄，轻而上行，浮而微降，阳中阴也。其用有四：止渴，一也；解酒，二也；发散表邪，三也；透难出斑疹，四也。

凡治疟，无汗要有汗，散邪为主而兼补；有汗要无汗，扶正为主而兼散。有汗宜加人参之类，无汗宜加葛根之类。

芦根

清热除烦，发疹痘，止呕哕。甘，寒，入肺、脾、肾经。

此药中空，形如肺管，凉而能透之品也。甘能入胃而生津，故已消渴；寒能降火以清心，故除烦热。《别录》只载芦根而不及苇茎，大率生水中者多与水为事，其根能启水精上滋，治消渴、客热，其茎则导热痰下流而治肺痈矣。凡有节之物，能不为津液隔阂，于津液之隔阂而生患害，尤能使之通行，此《千金》所以有苇茎汤也。

（二）内清

生地

鲜者清火凉血，干者滋阴凉血。甘，寒，鲜者大寒，入心、肝、肾经。

钱氏泻丙火，干地黄与木通同用，以导赤也。又干地黄益肾水，凉心血，脉洪实者宜之。若脉虚者宜熟地，假火力蒸九数，故能补肾中元阳之气。阴微阳盛，相火炽强来乘，阴位日渐煎熬，为虚火之证者，宜干地黄之属，以滋阴退阳。

生地黄大寒凉血，血热者须用；熟则微温补肾，血衰者须用。脐下痛属肾经，非熟地不能除，乃通肾之药也。

男子多阴虚，宜熟地；女子多血虚，宜生地。又生地能生精血，天冬引入所生之处；熟地能补精血，麦冬引入所补之处。

桑、桔、贝母之类，清金之品也。归、地、丹皮之类，养营之品也。而养营剂中，又以生地为第一。故凡劳嗽、吐血、骨蒸内热之剂，必无遗生地之理。惟劳嗽初起，客邪未清，痰嗽方盛，却忌生地泥滞。至于热邪蒸灼，金受火刑，非生地之清润以滋化源，则生机将绝矣。岂可畏其滞而舍之乎？地黄姜汁浸则不泥膈，酒制则不妨胃，生用则寒，干用则凉，均能凉血，与熟地补血不同。

西洋参

补肺阴，清肺火。苦，寒，微甘。

西洋参清而能补，虚而有火者相宜，故治久咳肺痿。

宜糯米饭上蒸用，甘苦补阴退热。姜制益元扶正气。

治肠红，用西洋参蒸桂圆服之，神效。

沙参

补阴泻火。甘、苦，微寒，入肺、脾、肾经。

肺寒者用人参，肺热者用沙参。人参甘苦温，其体重实，专补脾胃元气，因而益肺与肾，故内伤元气者宜之。沙参甘淡而寒，其体轻虚，专补肺阴，因而益脾与肾，故金受火克者宜之。一补阳而生阴，一补阴而制阳，不可不辨。

沙参其体轻虚而疏松，益阴清热中有疏解结实之效。故疝气肿坠，三层茴香饮，用之有神效焉。

竹茹

清热凉血，利痰止呕。甘，微寒。

竹茹入肺、胃经，能开胃土之郁，清肺金之燥，为胃热呕哕要药。得芦根尤良。

并治吐血、衄血、齿血不止，煮汁和醋含之。

西瓜

消暑利尿，止渴除烦。甘，寒，入脾经。

西瓜清暑解热，生津止渴。夏日受热者服之，如醍醐之灌顶，甘露之洒心也。但生冷之物，火旺有热者则宜，否则，未有不伤脾助湿者。况夏令阳气外浮，内多阴冷，生冷之物尤当少食，不可取快于一时也。

西瓜曝之愈寒，盖瓜寒于曝，油冷于煎，物性之异也。

西瓜表面青皮，名西瓜翠衣，能解皮肤间热。

绿豆

清热解毒。甘，寒，入胃、心经。

三豆饮能预防天花，绿豆、赤小豆、黑大豆各一升，甘草节二两，水煮极熟，任意食豆饮汁，奇效。

有人服附子酒，头肿如斗，唇裂血流，急求绿豆、黑豆嚼食，并煎汤饮之，乃解也。

绿豆衣解肌热，退目翳。

（三）下泄

灯草

利水通淋，清热安神。甘，寒。入心、肺、小肠经。

灯草其体轻性寒，味甘淡，故能通利小肠，使热气下行。小肠为心之府，故亦治心经热。

灯草降心火、通肺气有专长，心火降则肺气下行而气通。心主血，火降气通则血和而水源畅矣。其治喉痹（烧灰吹之）最捷，和血散气之义也。

淡竹叶

清心去烦热，渗湿利小便。甘，寒。

此与竹叶盖两种也，竹叶功能清解，此则专于渗利，故导赤散用之，取其引心热下行而从小便以泄也。

六、火门

（一）咸寒清血

犀角

清火散邪，凉血解毒。入心、肝、胃经。

犀角，犀之精灵所聚，足阳明药也，故能入胃而解毒疗血，入营而化斑救痘。

犀性走散，比诸角尤甚，故能彻上彻下，清心镇肝（故治惊狂）。入胃而化血、解热、消毒也。

孕妇服之消胎。

得生地、地榆治热痢下鲜血。

童便

滋阴降火，止血，消瘀。

人中白

降火，消瘀。

秋石

滋肾水，退骨热，降火明目。

人尿以童子者为佳，故名童便，入脾、肺、胃、膀胱经，滋肾水而降火消瘀，故为除劳热骨蒸、咳嗽吐血之无上妙药。妇人产后血晕闷绝，尤有起死回生之功。盖产后血易去，而瘀难尽，瘀热上冲，心主不宁，故常有晕厥之患。斯时徒攻其瘀则碍虚，欲滋其阴而碍血，惟童便能滋阴而降火消瘀，故主之也。

凡血证，饮溲溺百无一死，服寒凉药百无一生。盖因其降火甚速，降血甚神，而又能滋阴故也。

人中白能泻肝与三焦、膀胱之火，盖三焦、膀胱乃此物之故道也。降火而不伤于寒凉，且补益之功甚大，而本草不言，惜哉！

人中白降相火，消瘀血，盖咸能润下走血故也。今人治口舌疮用之效，降火之验也。治鼻衄太甚，头空空然，即止，散血之验也。又曰小便性温不寒，饮之入胃，随脾气而上归于肺，下通水道，而入膀胱，乃其旧路也，故能治肺，引火下行。

秋石滋水润燥，能消痰咳而退骨蒸，有返本还原、归根复命之功。

人尿澄下之白垩（编者注：沉淀物谓垩）固结而成之白片，为人中白。人尿和石膏末再入秋露水而制成者为秋石。

朴硝

消积，泻热，润燥，软坚。

芒硝

泻热，润燥，软坚。

马牙硝

除五脏积热伏气。入点眼药中，去赤肿障，医涩泪痛。

风化硝

治上焦风热，清肺、解暑而消膈痰。

玄明粉

泻热，软坚，缓下，和胃之品。

消石

破坚积，消瘰疬，为清凉利尿、消肿通淋之品。

硝有水火二种，朴硝为水硝，消石为火硝，均可煎炼。

朴硝乃初次煎炼，结于盆底之粗硝；芒硝乃煎炼结于上面，红芒如锋者；马牙硝乃煎炼结于上面，生牙如圭角，作六棱而玲珑可爱者；风化硝乃芒硝于风日中消尽水气而成，为轻飘之白粉末；玄明粉乃朴硝合甘草制成者；甜硝乃朴硝再三以萝卜煎炼，去其咸，味为甜者。

朴硝澄下，硝之粗者也，其质重浊；芒硝、牙硝结于上，硝之精者也，其质清明；甜硝、风化硝则又芒硝、牙硝之去气味而甘缓清爽者也。故朴硝只可施于鲁莽之人及为外敷之药，若汤、散服饵，必须芒硝、牙硝为佳。夫硝禀太阴之精，水之子也，气寒味咸，走血而润下，荡涤三焦、肠胃，实热阳强之病乃折，治火邪药也。风化硝甘缓轻浮，故治上焦心肺痰热而不泻利。

芒硝消散破结软坚，大黄推荡，走而不守，故二药相须，同为峻下之剂。

朴硝力紧急，芒硝较和缓，玄明粉得甘草制则更为和缓也。

玄明粉之用有二：去胃中实热，一也；荡肠中宿垢，二也。

硝者消也，其直往无前之性，无坚不破，无热不荡，病非热邪深固，闭结难通者，不可轻投，恐伐下焦之真阴也。

食盐

泻火，润燥，清心，滋肾。

戎盐

滋肾水，泻血热。

食盐乃由卤水煎炼而成，戎盐不经煎炼而味咸带甘，两者虽同能走血而润下，而入药似以戎盐为胜。

补肾药用盐汤者，咸归肾，引药气入本脏也。补心药用炒盐者，心苦虚，以盐补之也。补脾药用炒盐者，虚则补其母，脾乃心之子也。治积滞结核用之者，盐能软坚也。诸痈疽、眼目及血病用之者，咸走血也。诸风热病用之者，寒胜热也。大小便病用之者，咸能润下也。骨病齿痛用之者，肾主骨，盐入肾也。吐药用之者，咸引水聚也（能收豆腐与此义同）。诸蛊及虫伤用之者，取其解毒也。故盐为百病之主，但喘嗽、水肿、消渴者，盐为大忌，或引痰吐，或结血脉，或助水邪故也。

戎盐之功专在平血热，入肾治目赤昏涩（煎汤外洗）。尿血者，小肠热也，心与小肠相表里，心火降而小肠热亦除。

一人病笑不休，用盐炒赤，煎沸汤饮之而愈。盖心火太旺则笑不休，盐能滋水入血以制火，故治之。

（二）苦寒泻气

黄连

清心火，燥脾湿，凉血消瘀，厚肠止泻。性寒味苦，气味俱厚，可升可降，阴中之阳也。入手少阴经。

其用有六：泻心火，一也；祛中焦湿热，二也；诸疮必用，三也；祛风湿，四也；治赤眼暴发，五也；止中部见血，六也。

黄连苦燥。苦入心，火就燥，泻心者，其实泻脾也，实则泻其子也。

黄连祛中焦湿热而泻心火，若脾胃气虚不能转运者，则以茯苓、黄芩代之。以猪胆汁拌炒，佐以龙胆草，则大泻肝胆之火。胃热噤口痢用此，同人参煎汤，终日呷之，如吐再强饮，但得一呷下咽便好。

古方以黄连为治痢之最，盖治痢宜辛苦寒药，辛能发散，开通郁结，苦能燥湿，寒能胜热，使气宣平则已。诸苦寒药多泻，惟黄连、黄柏苦燥而寒，能降火祛湿而止下痢，故治痢以之为君。但宜于气实热多血痢，若脾胃虚者，慎勿轻用。

"诸痛痒疮，皆属心火。"凡诸疮，宜以黄连、当归为君，甘草、黄芩为佐。凡眼暴发赤肿，痛不可忍者，宜黄连、当归以酒浸煎之。心下痞满者，须黄连、枳实同用。

火热之病，黄连为主，不但泻心火已也。

生用为君，佐以官桂少许，煎百沸，入蜜，空心服之，能使心肾交于顷刻。入五苓、滑石，大治梦遗。

黄芩

泻火除湿。

中枯而飘者，名片芩，泻肺火；细实而坚者，名条芩，泻大肠火。

黄芩降痰，假其降火也。凡祛上焦湿热，须酒洗过。用片芩泻肺火，须佐以桑皮。若肺虚人多用则伤肺，须先以天冬保定肺气而后用之。黄芩之用有九：泻肺热，一也；治上焦皮肤风热湿，二也；去诸热，三也；利胸中气，四也；消痰膈，五也；除脾湿，六也；夏月须用，七也；妇人产后养阴退阳，八也；安胎，九也。

酒炒上行，主上部积血，非此不能除。下利脓血，腹痛后重，身热久不止者，与芍药、甘草同用。凡诸痛疮不可忍者，宜芩、连苦寒之药，稍加引经。

柴胡退热乃苦以发之，散火之标也；黄芩退热乃寒以胜之，折火之本也。

黄芩得柴胡退寒热，得芍药治痢，得厚朴、黄连止腹痛，得桑皮泻肺火，得白术安胎，得陈酒上行，得猪胆汁泻肝胆之火。

黄柏

泻火益阴，清热燥湿。

黄柏之用有六：泻膀胱、心火，一也；利小便，二也；除下焦湿肿，三也；治痢疾先见血，四也；止脐中痛，五也；补肾不足，壮骨髓，六也。凡肾水、膀胱不足，诸痿厥腰无力，于黄芪汤加用之，使两足膝中气力涌出，痿软即便去也。乃瘫痪必用之药。蜜炒，研末，治口疮如神。

黄柏、苍术乃治痿要药。凡祛下焦湿热作肿及痛，并膀胱有火邪，小便不利及黄涩者，用酒洗黄柏、知母为君，茯苓、泽泻为佐。凡小便不通而口渴者，邪热在气分，肺中伏热不能生水，是绝小便之源也，法当用气味俱薄淡渗之药，猪苓、泽泻之类，泻肺火而清肺金，滋水之化源。若邪热在下焦血分，不渴而小便不通者，乃《素问》所谓"无阴则阳无以生，无阳则阴无以化""膀胱者，州都之官，津液藏焉，气化则能出矣"，法当用气味俱厚，阴中之阴药治之，黄柏、知母是也。

知母佐黄柏，滋阴降火，有金木相生之义。黄柏无知母，犹水母之无虾也，盖黄柏能制膀胱、命门阴中之火，知母能清肺金、滋肾水之化源，故洁古、东垣、丹溪皆以为滋阴降火之要药，上古所未言也。

盖气为阳，血为阴，邪火煎熬，则阴血渐涸，故阴虚火动之病用之，然必少壮气盛能食者为宜，否则必有寒中之变。近世虚损及纵欲求嗣之人，用补药往往以此二味为君，致降令太过，脾胃受伤，真阳暗损，精气不暖，而生他病。盖不知此物苦寒下降，且苦味久服，有反从火化之害，故叶氏有"四物加知母、黄柏久服伤胃，不能生阴"之戒也。

黄芩、栀子入肺，黄连入心，黄柏入肾燥湿，所谓各从其类也。故《活人书》解毒汤，四物同用，乃上下内外通治之药。黄柏生用则降实火，熟用则不伤胃，酒制则治上，蜜制则治中，盐制则治下。

诸病之中，火证为多。有本经自病者，如忿怒生肝火，思虑生心火之类是也；有子母相克者，如心火克肺，肝火克脾是也；有脏腑相移者，如肺火咳嗽，久则移热于大肠而有泄泻，心火烦焦，久则移热于小肠而淋闭是也。又有别经相移者，有数经合病者，当从重者治之。

栀子

泻湿热，解郁火。

栀子，治实火之血，顺气为先，气行则血自归经；治虚火之血，养正为先，气壮自能摄血。

栀子轻飘像肺，色赤像火，故能泻肺中之火。其用有四：治心经客热，一也；除烦躁，二也；祛上焦虚热，三也；治风，四也。

栀子泻三焦之火及痞块中火邪，最清胃脘之血，其性屈曲下行，能引心肺热邪从小便出。凡心痛稍久，不宜温散，反助火邪，故古方多用栀子以导热药，则邪易伏而病易退。

栀子用为利小便药，非利小便，乃清肺也。

治上中二焦连壳用，治下焦去壳炒用，治血病炒黑用，祛心胸中热用仁，祛肌表间热用皮。

丹皮

清伏火，凉血热。

丹皮入肾、心包，故治无汗之骨蒸；地骨皮入肾、三焦，故治有汗之骨蒸。

神不足者手少阴，志不足者足少阴，故肾气丸用之治神志之不足，此元素语也。究竟丹皮乃入心经正药，心主血，血凉则心不热而阴气得宁。用之肾经药中者，阴阳之精互藏其宅，神志水火藏于心肾，即身中坎离也，交则阴阳和而百病不生，不交则阴阳否而精神离矣，其能生乎？

丹皮色味亦类红花，而根性下达，与花不同，故主在内，乃泄中焦之血。

龙胆草

泻肝火，清湿热。

此药味苦性寒，气味俱厚，沉而降，阴也，足厥阴、少阳气分药也。其用有四：除下部风湿，一也；清湿热，二也；治脐下至足肿痛，三也；治寒热脚气，四也。下行之功与防己同，酒浸则能上行。外行以柴胡为主，此为使。治目疾必用之药。

相火寄在肝胆，有泻无补，故此能益肝胆之气者，正以其能泻肝胆之邪热也。但大苦大寒，过服恐伐胃中生气，反助火邪，苦能化燥故也。

空腹服之令人溺不禁。

大黄

泻血分实热，下有形积滞。

大黄下走，用之于下，必用生。若邪在上，必酒浸，引上至高之分，祛热而下，若只用生，则遗至高之邪热，是以愈后或目赤，或喉痹，或头肿，或膈上热痰生也。

大黄佐以甘草、桔梗可缓其行，佐以芒硝、厚朴益其锐。

大黄、芒硝泻肠胃之燥热，牵牛、甘遂泻肠胃中之湿热，巴豆、硫黄泻肠胃之寒结。石膏能清阳明经热，大黄能清阳明腑热。大黄生者走后阴，熟者走前阴。

大黄研至极细，功力愈大，每服二分至三分，则泻大便；五厘至一分可助消化。服后小便必黄，因其入血甚速之故也。

番泻叶

心腹胀满，便秘积滞，并治膨胀、水肿，屡试屡验。惟气味恶臭，令人恶心呕吐，甚至肚痛，宜佐以香味药或先以酒浸制。

番泻叶之泻下效力颇为确实，故于一时性之便秘，服之即可以促进肠之排泄。如服二分至六厘之小量，并可消化积食，增加食欲。如服五分至一钱之适量，能缓下。如欲其大泻，则服二钱至三钱之大量，能速起效用而泄泻也。

青黛

泻肝散郁火，解毒凉血热。咸，寒。

青黛乃蓝淀浮沫搅澄，掠出收干，泻肝胆，散郁火，治温毒发斑及产后热痢下重。

同人中白、冰片为末，吹口疳最效。

昔者有一妇人脐下、腹上，下连二阴，遍生湿疮痒痛，出黄汁，大小便涩，食亦减，身面微肿，用马齿苋四两杵烂，入青黛一两，研匀涂之，即时痛痒皆去，另内服八正散，二十日而愈。

大青

解散热毒。

大青为阳毒发斑之要药，故化斑汤用之，其功甚大。

阳毒则狂、斑、烦乱，以大青、升麻同用，可回困笃。

大青能通解心胃热毒，不特治伤寒也。

大青乃阴寒之物，只可用以祛除天行热病，而不可施之于虚寒脾弱之人。

凡证宜用大青者，如无，即以大蓝叶或青黛代之。

桑白皮

泻肺行水。甘，寒。

桑白皮长于利小便，肺中有水气及肺火有余者宜之。泻白散治肺气热甚，咳嗽而喘，面肿身热，用桑白皮、地骨皮各一两，甘草五钱，粳米百粒。盖桑白皮、地骨皮皆能泻火，从小便而去，甘草泻火而缓中，粳米清肺而养血，此乃泻肺诸方之准绳也。罗氏言其泻肺中伏火而补正气，泻邪所以补正也，若肺虚而小便利者，不宜用之。

肺中有水则生痰作嗽，除水气正所以泻火邪，实则泻其子也，火退气宁，则补益在其中矣。

地骨皮

清虚热，除骨蒸。

地为阴，骨为里，皮为表。地骨皮泻肾火，丹皮泻包络火，总治热在外，无汗而骨蒸。知母泻肾火，治热在内，有汗而骨蒸。四物汤加二皮治妇人骨蒸。

地骨皮能退内潮，人所知也，能退外潮，人实不知。病或风寒散而未尽，作潮往来，非柴、葛所能治，宜用地骨皮走表又走里之药，消其浮游之邪，服之未有不愈者，世医不达，安得尽其妙乎？

地骨皮能治风者，肝肾同治也。肝有热则自生风，与外感之风不同，热退则风自息。夫地骨皮本非入肝之药，此云然者，以肝肾同位而同治。地骨皮既能退肾家虚热，则龙火不炽而雷火亦平，自能息肝热所生之风，虽不入肝经而肝风亦并治也。且地骨皮入肾、三焦二经，不入肝更不入肺，即肺中伏火亦能降泄，则不必疑于肝风之不能息也。总之肾药兼治肝，乙癸同源也。肾药兼治肺，金水相涵也。拘执一见，讵可用药乎？

青蒿

清暑热，疗骨蒸。

青蒿得春气最早，故入肝胆之经，专解湿热而气芳香，故为湿温疫疠妙药。又清肝胆血分之伏热，故为治女子淋带，小儿痫、痉、疳、蠿（编者注：小虫）神剂，本草未言，特为发之。

骨蒸是阴血衰，少阳气陷入阴中，而为蒸蒸之热也，诸经血热亦阳胜阴也，青蒿为补阴退热妙品，人每忽之而不用，惜哉！

元参

滋阴液，清肾火。治无根浮游之火有专长。

肾水受伤，真阴失守，孤阳无根，发为火病，法宜壮水以制火，故元参与地黄同功。其消瘰疬亦是散火，刘守真言，结核是火病。

元参乃枢机之剂，管领诸气上下，清肃而不浊，风药中多用之，为治胸中氤氲之气、无根之火之圣剂也。

元参苦寒泻火而滋阴液，与其他苦寒药不同，故每与二地、二冬同用。

芍药

白者泻肝敛阴气，赤者破血通经脉。

白芍酸寒，泻肝火，亦泻脾火，故仲景太阴病多用之。但冬月必酒炒。凡腹痛，都是血脉凝涩，亦必酒炒。然只能治血虚腹痛，余并不治，因其酸寒收敛，无温散之功也。下痢腹痛必炒用，后重者不炒，产后不可用者，以其酸寒伐生发之气也，如不得已，亦须酒炒。

白芍苦而微酸，能益太阴之阴而收涣散之气，亦补益肝阴而安靖甲乙之横逆。赤芍行滞破血，直达下焦，与白芍养脾柔肝者不同。利小便，去水气，利膀胱、大小肠，亦赤芍泄导之功。白芍益脾，能于土中泻木；赤芍散邪，能行血中之滞。

白芍入脾经血分，兼泻肝家火邪，故其所主皆收而补；赤芍专入肝家血分，故主破散，主通利。白补而赤泻；白收而赤散；白补血，赤行血；白下气，赤破气；白止痛，赤利小便。

马勃

清肺火，疗喉痛，开音，止血。辛，平。

马勃轻虚，上焦肺经药也。东垣治大头瘟，咽喉不利，普济消毒饮用之。

每见用寒凉药敷疮者，虽愈而热毒内攻，变生他病，为害不小，惟马勃辛平而散，甚为稳妥。

山豆根

泻热解毒，治喉风，疗咽痛。

山豆根解毒清火，为咽喉肿痛之要药。

泻心火以保金气，降大肠风热。

心火降则不灼肺而金清，肺与大肠相表里，肺金清则大肠亦清矣。

寒水石

泻热降火，利水明目。咸，寒。

禀积阴之气而成，其气大寒，其味辛咸，入肾走血除热之功同于诸盐。

凉血降血，止牙痛，坚齿，明目，除烦热，止渴，消水肿。

人中黄

泻热解毒。

乃用黄色甘草末装入竹筒，浸入粪中而成

金汁

清热解毒。

乃是淋粪滤取之汁，入甕内，埋土中，经年取用，多年尤良。

金汁，浊阴归下窍，有降无升，入土最久，去浊留清，身中诸火逆上，仍用身中降火之品治之，此抱鸡还用卵为之法也。阳明实热发狂，痘疮紫黑干枯，非此莫能治疗。

金汁治阳明入腑之实热，即用阳明腑转化之浊阴，可谓善于对待矣。然何以别于小水之用乎？盖缘虽同为浊阴，而此之浊更甚，小水浊甚而气之阴亦甚，故曰其气味苦寒，与小水之咸寒者不同也。浊阴皆归下窍，而浊之甚者尤善降，此其异于小水之用者也。至解诸毒如希雍所云，以苦寒除辛热，良然。第苦寒之味不少矣，何为臭秽之物较胜耶？盖毒之伤人脏腑，即解以脏腑所转化之苦寒，不更亲切而善于脱化乎哉？

人有奔走发狂，热病似癫，如见鬼神，久不得汗，及不知人事者，乃阳明蕴热也，非人中黄不能除，并治温病垂死者，甚效。

七、气门

（一）升气

柴胡

发表和里，退热升阳，疏肝开郁。苦，平。

今人治疟，必用柴胡，若非柴胡即不足以为治者，故致辗转淹滞，变生不测，竟能殒命，则知疟本非死症，惟概以柴胡治疟杀之也。夫柴胡为少阳表药，若其疟果发于少阳而以柴胡治之，无不立愈，若系他经用之，则必令他经之邪辗转而入少阳，迁延日久，正气已虚，邪气仍盛，而且弥漫诸经，又或调养失宜，以致毙命，所必然矣。乃既至于死，而医家尤曰柴胡为治疟专药，吾开手即用之，不知其何以死。病家亦曰，以柴胡治疟而竟不效，此其命之当死也。彼此昏迷，不得一悟，良可浩叹。古人云：凡疟误服柴胡，令人淹缠不已，是在古人未尝不提醒此语，而医者总不能读书，或读而未明其理，故至此也。

今人又以为治痨要药，不知柴胡专于升散，并不能治痨热，其始皆由《日华子》"补五劳七伤"、《药性》"能治劳乏羸瘦"之语用之，以致后人妄用杀人。

《衍义》云："有一种真藏虚损，复受邪热，邪因虚而致劳，当须斟酌用之。"此亦推究其极而言。惟其因虚复受邪热以致成痨，故尤可斟而用，若但真元虚损，其不可再用表散之剂明矣。

柴胡为少阳药者，因伤寒少阳证之用柴胡汤也。夫邪入少阳，将有表邪渐解，里邪渐著之势，方以柴、芩对峙，解表清里的为少阳和解之法，而柴胡实未印定少阳药也。盖以柴胡之性苦平，微寒，味薄气升，与少阳半表之邪适合其用耳，乃有"病在太阳，服之太早则引贼入门，若病入阴经，复服柴胡则重虚其表"之说，此恐后人误以半表半里之品，为认病未清者模糊混用，故设此二端以晓之也。不观之景岳新方中诸柴胡饮、柴芩煎、柴胡白虎煎诸方信手拈用，头头是道，是诚知柴胡之用而先得我心之同然矣。余于风邪初感之轻症，及邪气淹留、表热不解之久病，用之并臻神效，奈何将此有用之良品，拘泥成说而畏之。

柴胡能引清气行阳道，伤寒外诸有热病则加之，无热不必加之，能引胃气上行升腾而行春令。

劳有五劳，在肝、胆、心、心包有热，则柴胡乃必用之药，劳在脾胃有热或阳气下陷，则柴胡为升清退热必用之药，惟劳在肺肾当斟酌用之。

凡痄劳热从髓出，若加刚剂，气血愈亏。热有在皮肤、在脏腑、在骨髓之别。在骨髓者，非柴胡不可，若得真银柴胡，一服可愈，南方者力减，必三服乃可愈。

凡胁痛，多是肝木有余，宜小柴胡汤加青皮、川芎、白芍，又左胁痛宜活血行气，右胁痛宜消食行痰，又热入血室，男女皆有之。柴胡在脏主血，在经主气。

外感生用，有汗、咳者蜜水炒，内伤升气酒炒。柴胡梢能下降。

升麻

升清降浊，散风解毒。甘、苦，平。

凡补脾胃药，非此为引不能收效，脾痹非此不能除。升发火郁，能升阳气于至阴之下，又能祛至高之上及皮肤风邪。

升麻发散阳明风邪，升胃中之气，又引甘温之药上升，以补卫气之散而实其表，故元气不足者用此于阴中升阳。又缓带脉之缩急。凡胃虚伤冷，郁遏阳气于脾土者，宜升麻、葛根以升散其火郁，又能引葱白散手阳明大肠风热，引石膏止阳明齿痛头痛，人参、黄芪非此引之不能上行。

升麻升阳明清气上行，柴胡升少阳清气上行，此乃禀赋素弱、元气虚馁及劳役饥饱、生冷内伤脾胃引经最要药也。升麻葛根汤乃发散阳明风寒药也，时珍用治阳气郁遏及元气下陷诸病、时行赤眼，每有殊效。神而明之，方可执泥乎？

又升麻能解毒治痘，惟初发热时可用解毒，痘已出后，气虚或泄泻者，亦可少用。其升麻葛根汤则斑疹痘疮已出后，必不可用，为其解散也。

本草以升麻为解毒吐蛊要药，以其为阳明本经药而性又上升故也。但一方毒在上者，用升麻吐之；在腹者，用郁金下之；或合二物服之，不吐则下。此方活人甚多也。

一人病右腰一点胀痛，牵引右胁，上至胸口，得酒少止，受寒即发，时珍作阳气陷入阴中，不能上升，用升麻葛根汤合四君子汤加柴胡、苍术、黄芪煎服，服后饮酒一二杯助之，其症如扫，神验无比。

葛根

升阳解肌，生津止渴。辛、甘，平。

葛根与升麻虽同为升上之剂，但各有不同。葛根治胃阳不升，能升津润燥；升麻治脾阳不升，能升气上行，用者当辨（余参看上篇透热门）。

桔梗

开提肺气，发散风寒。苦、辛，微温。

桔梗清肺气，利咽喉，其色白，故为肺部引经药，同甘草为舟楫之剂。如大黄苦泄峻下之药，欲引至胸中至高之分，须用辛甘升之，譬如铁石入江，非舟楫不载，所以诸药有此一味，不能下沉也。

干咳嗽及痰火之邪郁在肺中，宜桔梗开之。痢疾腹痛乃肺金之气郁在大肠，亦宜桔梗开之，后用治痢药。此药能开提气血，故气药宜用。

得枳壳能通肺利膈下气，治胸中痞满不痛或痛者；得甘草则清而能散，治咽喉痛，加荆芥、防风、连翘，名如圣汤，极言其验也。

荷叶

升清散瘀，消暑化热。苦，平。

荷叶能升发阳气而消散瘀血，故雷头风清震汤用之甚效。

痘疮倒靥，南金散用之尤神。血胀腹痛，胞衣不下，酒煮服之。

治阳水浮肿，单用为末，每服二钱，米饮调下，日三服。

治妊娠胎动，已见黄水者，干荷蒂一枚，炙，研为末，糯米淘汁，调服一钟即安。

能止血而治吐衄。

荷叶研末，酒服三钱，治遗精极验。

枳术丸用以升胃气。

（二）降气

枳实

破气，消积痞，行痰，利胸膈。苦，寒。

枳壳

破滞气，宽肠胃。苦，微寒。

枳实、枳壳其功皆能利气，气下则痰喘止，气行则痞胀消，气通则痛刺止，气快则后重除，故以枳实利胸膈，枳壳利肠胃。

仲景治胸痹、痞满以枳实为要药，诸方治下血痔痢、大肠秘塞、里急后重，又以枳壳为通剂，则枳实不独治下而壳不独治高也。盖自声门至魄门皆肺主之，三焦相通一气而已，则二物分亦可不分亦可也。

胸痹、痞满病之在高者，仲景以枳实治之，下血痔痢、大肠秘塞、里急后重病之在下者，仲景以枳壳治之，非仲景之互用也，以其时壳实并未分别，故仲景随时调用，无所取择。迨后始以枳实力猛宜治下，枳壳力缓宜治高，更为精当。其实以枳壳治在下之病，以枳实治在上之病，苟能得当，亦未尝不效，不必拘，拘于此多生异说也。然二者毕竟多属破气之药，不得过剂。

枳实、枳壳，一物也，小则其性酷而速，大则其性详而缓。

枳实泻痰，能冲墙倒壁。

心下痞及宿食不消并宜枳实、黄连。

蜜炙用则破水积，以泄气除内热。洁古用去脾经积血，以脾无积血则心下不痞也。

非白术不能祛湿，非枳实不能消痞。

槟榔

泻气攻积，杀虫行水。苦、辛，温。

槟榔其功有四：一曰醒能使之醉，盖食之久则熏然颊赤若饮酒，苏东坡所谓"红潮登颊醉槟榔"也。二曰醉能使之醒，盖酒后嚼之则宽气下痰，余醒顿解，朱晦庵所谓"槟榔收得为祛痰"也。三曰饥能使之饱。四曰饱能使之饥。盖空腹食之则充然气盛如饱，饱后食之则饮食快然易消。又且赋性疏通而不泄气，禀味严正而更有余甘，有是德故有是功也。

岭表之俗多食槟榔，日至十数，夫瘴疠之作率因饮食过度、气痞积结，而槟榔最能下气消食祛痰也，然沉重下坠之物常服必损正气，故朱晦庵槟榔诗云："忆昔南游日，初尝面发红。药囊知有用，茗碗讵能同，蠲疾收殊效，修真录异功。三彭如不避，糜烂七非中。"意谓治疾之品，常服伤人也。

槟榔能坠诸气至于下极，故治后重如神，下水肿，治脚气。

沉香

降气纳肾，调中平肝。辛、苦，微温。

诸香，如木香草也，丁香、檀香、沉香俱木类，然皆产于南土，故类，言其辛温辛热也。至如木香之专调滞气，丁香之专疗寒气，檀香之升理上焦气，皆不得如沉香之功能。言其养诸气，保和卫气，降真气也。

诸木皆浮，沉香独沉，故能下气而坠痰涎，能降亦能升。香气入脾，故能理诸气而调中。色黑体阳，故入右肾命门，暖精壮阳，行气不伤气，温中不助火。

不可见火，入汤剂，磨汁或研末冲服。

苦杏仁

泻肺解肌，下气润燥。苦，温。

杏仁润肺利气，宜去皮尖；若治风寒，则宜连皮尖，取其发散也。今人概去皮尖，殆未达此意。

杏仁与紫菀均能宣肺郁，利小便，而紫菀主肺经之血，杏仁主肺经之气也。杏仁、瓜蒌均能除痰，而杏仁从腠里中发泄以祛痰，瓜蒌从肠胃中清利以除痰。

杏仁下喘，治气也，桃仁治狂，治血也，俱治大便秘，当分气血。杏仁治脉浮气喘、昼便难行，桃仁治脉沉发狂、夜便难行，故虚人便秘不可过泻。脉浮者属气，用杏仁、陈皮；脉沉者属血，用桃仁、陈皮。

前胡

降痰下气，解散风寒。苦、辛、甘，微寒。

前胡性降，与柴胡纯阳上升不同，故其功长于下气，气下则火降痰亦降，为治痰气要药。

辛以畅肺解风寒，甘以悦脾理胸腹，苦泄厥阴肝家之热，寒散大肠膀胱之邪，又肝胆经风邪非前胡不治。

前胡能散有余之邪热实痰，不可施之气虚血少之病。

白前

宣肺降气，下痰止嗽。甘，微温。

白前较白薇稍温，较细辛稍平，专搜肺窍中风水。非若白薇之咸寒专泄肺胃之燥热，亦不似细辛之辛窜能治肝肾之沉寒也。

白前能保定肺气，治嗽多用，温药相佐尤佳。

白前性无补益，虽或称其能保肺气，但其功能专于降气，气降故痰亦下。故惟肺气壅实兼有痰凝塞者，用之无不奏功。若虚而哽气者不可投也。

紫苏子

开郁，下逆气，消痰，定喘咳。辛，温。

苏子下气与橘皮相似。

苏子与叶同功，发散风寒宜用叶，清利上下宜用子。且苏子辛温能散结，兼有润肺之功。故气虚表虚禁用叶，肠润肺虚禁用子。火升作呕者苏子可用，叶不可用也。

紫菀

宣肺下气，化痰止嗽。苦、辛，平。

紫菀入肺经血分，辛而不燥，润而不寒，补而不滞，肺之良药也。

专治血痰，为理治血劳圣药，故紫菀汤治肺痿痰血，用之为君。

紫菀苦能达下，辛可益金，故吐血保肺，收为上剂，虽入至高，善于达下，使气化及于州都，小便自利。故治妇人小便卒不得出者，研末，井水服三撮即通，小便血者服五撮立止。

得款冬花尤良，佐以二冬、百部、桑白皮等，则有清金泄火之功。

款冬花

宣肺化痰，下气。辛、甘而温。

雪积水坚，款冬花偏艳，想见其纯阳之禀，故其主用皆辛温开豁也，但不助火，可以久任。

款冬花隆冬独秀，先春开放，得肾之体，先肝之用，故为温肺理嗽要药。大抵咳必因寒，寒为冬气，入肺为逆。款冬花非肺家专药，乃使肺邪从肾顺流而出，故得效也。

咳逆、消渴、喘急，皆火炎气逆之病。款冬花辛散而润，甘缓微和，善能降下，气降则火亦降，火降则阳交于阴而水火既济，水火济则火不上炎，气不逆升，于肺无忤而诸患平矣。且性温和，虚实寒热皆可用，故无禁忌。

旋覆花

下气消痰，软坚解结。苦辛咸，微温。

旋覆花苦辛，能下气行水。咸能软坚，微温能通血脉，入肺、大肠经，消痰结坚痞，唾如胶漆，噫气不除。夫噫气者，胸中之气不畅，多属痰火郁结，故仲景旋覆代赭石汤治心下痞硬，噫气不除，以此为君。

宗奭曰：行痰水，去头目风，亦走散之药。

时珍曰：如上所治诸病，其功只在行水、下气、通血脉耳。故又治大腹水肿、风气、湿痹、冷利。大肠虚人禁之。

马兜铃

开肺化痰，降气清热。苦，寒。

马兜铃体轻而虚，熟则悬而四开，有肺之象，故能入肺。性寒而清肺热，味苦而降肺气。钱乙补肺阿胶散用之，非取其补肺，乃取其清热降气，邪去则肺安。其中阿胶、糯米正补肺药也。

崔氏方用以吐蛊，不能补肺可知。此药之所以能开肺者，效力专在于壳。时珍所谓体轻而虚，熟则悬而四开，有肺之象者是也。今乃偏去其外壳，则未免有买椟还珠之憾矣。

肺与大肠相表里，肺热清而大肠之热亦除，故肺移热于大肠之血痔肠风亦能治之。

《千金方》单用治水肿、腹大、喘急，以其能泻肺行水也。

根名青木香，能散下焦肝气，疝家必需。

枇杷叶

泻肺下气。苦，平。

枇杷叶苦平，清肺和胃而降气，气下则火降痰消，而呕者不呕，逆者不逆，渴者不渴，咳者不咳矣。

枇杷四季常青，叶上多毛，凡草木之生毛者皆主治肺，多刺者、花开于秋者，皆得坚金之气而能制风。枇杷初秋结蕊，深秋放花，夏时果熟，又得冬令之气，能引寒水以上滋，利肺气以下降，故主治咳嗽卒呕，并能下气消痰。

治肺热咳嗽甚有功。一妇人患肺热久嗽，身如火炙，肌瘦将成劳，以枇杷叶、木通、款冬花、紫菀、杏仁、桑白皮等分，大黄减半，为末，蜜丸，食后夜卧每含化一丸，未终剂而其病遂愈矣。

（三）调气

香附

调气解郁。甘，微寒。

气香味辛能散，微苦能降，微甘能和。

生用上行胸膈，外达皮肤，熟用下走肝肾，外彻腰足。炒黑止血，童便浸炒入血分而补虚，盐水浸炒入血分而润燥，青盐炒则补肾气，酒浸炒则行经络，醋浸炒则消积聚，姜汁炒化痰饮。

得参、术补气，得归、地补血，得木香疏滞和中，得檀香理气醒脾，得沉香升降诸气，得川芎、苍术总解诸郁，得黄连、栀子降火热，得茯神交心肾，得茴香、骨脂引气归原，得厚朴、半夏决壅消胀，得葱白、紫苏解散邪气，得三棱、莪术消磨积块，得艾叶温血气、暖子宫。

乃气病之总司，妇科之主帅也。大抵妇人多郁，气行则郁解，故服之尤效，非宜于妇人不宜于男子也。

凡人病则气滞而馁，故香附入气分为君药，臣以参、芪，佐以甘草，治虚怯甚速也，世人所罕知。

香附是血中气药，盖血不自行，随气而走。气逆而郁则血亦凝滞，气顺则血亦随之而和畅矣。

韩懋治百病黄鹤丹：香附一斤，黄连半斤，洗晒为末，水糊丸，如梧子大。外感姜汤下，内伤米饮下，气病香汤下，血病酒下，痰病姜汤下，火病白汤下，余类推治。

妇人青囊丸：香附略炒一斤，乌药略炮五两三钱，为末，水醋煮面糊丸。头痛茶下，痰气姜汤下，血病酒下。

气郁多用香附，或气弱而郁者，必同补气药用，固也。然有火伤元气以致郁者，又须降火之剂而以此佐之也。

血虚火旺、月事先期者禁用，不可泥于"女科仙药"一语也。

乌药

顺气止痛。辛，温。

乌药性和，来气少，走泄多，但不甚刚猛。

同沉香磨服，治胸腹冷气甚稳。

厥逆痰壅，口噤脉伏者，身温则为中风，身冷则为中气，又有痰则为中风，无痰则为中气。

《局方》治中气，用乌药顺气散先疏其气，气顺则风散也，疏利胸腹邪逆之气，治一切气病。

香橼

理气止呕，健脾进食。辛、苦、酸，温。

香橼入肺脾二经，理上焦之气而止呕，进中州之食而健脾，除心头痰水，治痰气咳嗽（煮酒饮），心下气痛。

性虽中和，单用、多用亦损正气，须与参、术并行乃有相成之益尔。陈久者良。

小茴香

理气开胃，调中止呕。辛，平。

小茴香性平，理气开胃，祛冷疗疝，治小儿气胀、小腹痛，用之有特效。

得酒良，得盐则入肾，故治寒疝。受病于肝，见症于肾，大小茴香各一两为末，猪尿胞一个，酒煎服，甚验。

白檀香

理气止吐，开胃进食，辟恶驱邪。辛，温。

白檀辛温，调脾肺，利胸膈之气，止心腹之疼，又能引胃气上升而开胃进食。

白檀调气，引芳香之物上至极高之分，最宜橙橘之属。佐以姜、枣，辅以葛根、砂仁、益智、豆蔻，通行阳明之经在胸膈之上、处咽喉之间，故为理气必用之药。

白檀为气分之药，故理气；紫檀为血分之药，故和血。

木香

行气导滞，止痛治痢。辛、苦，温。

木香专泄决胸腹间滞塞冷气，他则次之，得橘皮、蔻仁、生姜相佐效尤速。

木香除肺中滞气，若治中下二焦气结滞及不转运，须槟榔为使。

木香能调气而上升，气郁不达者宜之。若阴火冲上者用之反助火邪，宜知、柏，少佐以木香。

木香与补药为佐则补，与泻药为君则泻也。

藿香

醒脾和胃，辟恶止呕。辛，温。

芳香之气助脾胃，故藿香能止呕逆，进饮食。藿香惟入肺经，故古方治鼻渊以之为君，以其能引清阳之气上通颠顶也。又入乌药顺气散则补肺，入黄芪君子汤则补脾，入桂苓甘露饮治中暑吐泻。

藿香虽不燥烈，然究是以气用事，惟舌有浊垢而漾漾欲泛者最佳。若舌燥光滑，津液不布者咸非所宜。

凡芳香行气、醒脾胜湿诸芳草皆有同情，不仅藿香、木香一类为然也。

佩兰

消痰除恶，散郁解结，功专清肺开胃。辛，平。

肺主气，肺气郁结，则上窍闭而下窍不通。胃主纳水谷，胃气郁滞，则水谷不以时化而为痰癖。此草辛平能散滞，芬芳能去秽，故治之。

佩兰走气分，故能利水道、除痰癖、杀蛊辟恶而为治消渴良药，与泽兰走血分，能消水肿、除痈毒、除癥破瘀，为妇人要药者不同。

《内经》消渴治之以兰，除陈气也。盖消渴由邪热郁结于胃，此能除陈气，可知佩兰固以荡涤为功，肃清肠胃者也。

佩兰芳香，其气辛散上达，故心腹恶气、齿痛鼻塞皆用之。脾胃喜芳香，以可养鼻也。

多服作喘，为能耗散真气也。

砂仁

行气止痛，调中止呕。辛，温。

肾恶燥，砂仁之辛可以润之。又属土，主醒脾开胃，引诸药归宿丹田，故熟地补肾须用此拌蒸，取其达下也。

芳香入脾，辛能燥肾，故为开脾胃之要药，和中气之正品。若兼肾虚气不归原，非此为向导不济，殆胜桂、附热毒之害多矣。

白豆蔻

暖胃行气。辛，大温。

白豆蔻气味俱薄，其用有五：专入肺经，一也；散胸中滞气，二也；去感寒腹痛，三也；温暖脾胃，四也；治赤眼暴发，去太阳经目内大眦红筋及白睛翳膜用少许，五也。

治脾虚、疟疾呕吐寒热。能消能磨，流行三焦，营卫一转，诸症自平。古方用治胃冷，食即呕吐。

甘松

理气醒脾，散郁辟恶，止痛。甘，温。

甘松芳香，能开脾郁，少加入脾胃药中，甚醒脾气也，但味虽带甘有土之气，而辛香伐气，夹虚者当忌。

寿禅师《妙医术》作五香饮，更加别药止渴兼补益最妙：一沉香饮，二丁香饮，三檀香饮，四泽兰饮，五甘松饮是也。

陈皮

理气化痰，燥湿行滞，宣通疏利。苦、辛，温。

陈皮气薄味厚，阳中之阴也，可升可降，为脾肺二经气分药。

留白则补脾胃，去白则理肺气。

同白术则补脾，同甘草则补肺，独用则泻肺泻脾。

其体轻浮，一能导胸中塞邪，二破滞气，三益脾胃。

加青皮减半用之，去滞气，推陈致新，但多用久服损人元气也。

陈皮能散能泻，能补能和，化痰治嗽，顺气理中，调脾快膈，通五淋，治酒病，其功当在诸药之上。

陈皮苦能泄能燥，辛能散，温能和，其治诸病，总取其理气燥湿之功。

同补药则补，同泻药则泻，同升药则升，同降药则降。

脾乃元气之母，肺乃摄气之籥，陈皮为此二经气分之药，随所配而补泻升降也。

陈皮、枳壳利其气而痰自下，同杏仁治大肠气秘，同桃仁治大肠血秘，皆取其通义也。

陈皮宽膈降气消痰饮，极有殊功，合甘草名二贤散，治一切痰气冷积，特验。

一人患食已辄胸满不下，百方不效，偶家人合橘红汤，因取尝之似相宜，连日饮之，一日忽觉胸中有物坠下，大惊目瞪，自汗如雨，须臾腹痛，下数块如铁弹子，臭不可闻，自此胸次廓然，其疾顿愈，盖脾之冷积也。

凡用陈皮，取其发散皮肤也。

橘红（即陈皮之去白者）化痰利气，治肺寒咳嗽。

橘白（即陈皮去红者）和胃化浊腻。

橘核入足厥阴，与青皮同功，故治腰痛、膀胱气痛、肾冷疝病等，在下之证不独取象于核也。《局方》治诸疝肿硬溃痛，有橘核丸，用之甚效。

橘络能宣通经络滞气，治卫气逆于肺之脉胀甚有效，又一说通经络气滞脉胀，祛皮里膜外积痰，活血。

橘饼下气宽中，消痰运食，除膨胀。又治痢，用此一两，桂圆肉五钱，冰糖五钱，煎服，神验。

橘叶能导胸膈逆气，入厥阴，行肝气，治胁痛，用之行经。

云皮乃陈皮之最表一层，轻浮上行，专疏上焦之气。

青皮

破气散积，疏肝止痛。苦、辛，温。

陈皮治高，青皮治低，与枳壳、枳实，一治胸膈、一治心下同义。

陈皮升浮，入脾肺，治高而主通；青皮沉降，入肝胆，治低而主泻。

柴胡疏上焦肝气，青皮治下焦肝气。

青皮入肝散邪，入脾除痰，为疟家必用之药，故清脾饮以之为君，且久疟必结癖块，青皮能疏利肝邪，则癖自不结也。

青皮乃肝胆二经气分药，故人多怒有滞气，胁下有郁积，或小腹疝疼，用之以疏通二经，行其气也。又疏肝气，加青皮炒黑，则入血分也。

乳房属阳明，乳头属厥阴，凡患乳痈皆因肝气壅而窍不得通、胃血沸而热甚化脓，治法宜以青皮疏肝气为主，再加石膏清胃热，瓜蒌消肿，甘草节解毒，余如蒲公英、金银花、橘叶、皂角刺、没药、当归皆可择用，少佐以酒。

青皮最能发汗，盖皮能走皮，辛善发散故也。青皮性颇猛锐，如人年少壮，未免躁暴，及长大而为橘皮，如人至老年烈性渐减，经久而为陈皮，则多历寒暑，噪气全消也。

木蝴蝶

疏气止痛。

治肝气痛，焙燥研细，好酒调服，并治疝痛。疝病经久必多虚证，如肝肾阴虚，睾丸刺痛，遇劳则发头眩自汗，脉弦细数，尝以滋肾养肝之龟胶、阿胶、鸡血藤、枸杞、海螵蛸、生牡蛎、石膨子、青木香、木蝴蝶诸药取效。

肝肾阳虚，小腹痛不可忍，牵引腰脐，甚至呕吐，脉沉迟无力，尝以补肾暖肝之桂、附、胡芦巴、荜澄茄、骨脂、小茴香诸药取效。更有睾丸偏坠，早轻午后渐重，神倦脉虚、少气懒言者，则为气虚不摄，宜补中益气，加茴香、肉桂子之类以治之。辨证既确，用药斯当而效矣。

（四）通气

麝香

开关利窍。辛，温，走窜飞扬，内透骨髓，外彻皮毛。

此香入脾治肉，牛黄入筋治肝，冰片入肾治骨。

又此香风病在骨髓者宜之，若在肌肉用之反引风入骨，如油入面，最不得出。

中风不省，以此香清油灌之，先通其关，庶免后语謇瘫痪之症，而他药亦有效。

严氏谓风病必先用此，丹溪谓风病血病必不可用，皆非通论。盖此香走窜，能通诸窍之不利，开经络之壅遏，若诸风诸气诸血诸痛、惊痫癥瘕诸病、经络闭塞孔窍不利者，安得不用为引导以开之通之耶？惟不可过耳。

冰片

散火通窍。辛、苦，微寒。

此物大通利关格热塞。大人、小儿风涎闭塞及暴得惊热，甚为济用，然非可常服。

独行则势弱，佐使则有功，百药之香无出其右。

风病在骨髓者宜之，在血脉、肌肉、皮反能引风入骨。冰片体热而用凉，盖味辛者多热，然风必借辛以散之，风热散则凉矣，此即本草所云冰片性寒之意，向未有发明之者。

樟脑

通窍除湿。辛，热。

樟脑纯阳，与焰硝同性，水中生火，其焰益炽，今丹炉及烟火家多用之。

辛热香窜，禀龙火之气，祛湿杀虫，此其所长，故烧烟熏衣筐席簟，能辟壁虱虫蛀。

足弱病人用杉木为桶濯足，排樟脑于两股间，用帛绷定月余，甚妙。

治脚气肿痛，用樟脑二两，乌头三两，为末，醋糊丸，弹子大，每置一丸于足心踏之，下以微火烘之，衣被围护，汗出如涎为效。

苏合香

通窍解郁，辟秽祛痰。甘，温。

此香气窜，能通诸窍脏腑，故其功能辟一切不正之气。

此香聚诸香之气而成，能透诸窍，辟一切不正之气。凡痰积气厥必先以此开导，治痰以理气为本也。

凡山岚瘴湿之气袭于经络，拘急弛缓不均者，非此不能除之。

昔一臣气羸多病，帝面赐苏合香酒一瓶，大觉安健，其方每酒一斗，入苏合香一两，同煮，极能调和气血，辟外邪，却腹中诸疾，每遇冒寒夙兴，则宜饮一杯，自此臣庶之家皆仿为之。

细辛

通窍搜风，散寒行水。辛，温。

治头面风不可缺此。水停心下不行，此为必用之药，观仲景小青龙汤用之之意可知。

以独活为使，治少阴头痛如神。亦止诸阳头痛，诸风通用之。

味辛而热，温少阴之经，散水气以去内寒。

胆气不足细辛补之，又治邪气自里至表，故仲景少阴证用麻黄附子细辛汤。

皂角

通窍搜风，消痰涎，通关节。辛、咸，温。

皂荚厥阴之药，《活人书》治阴毒正气散内用皂荚引入厥阴也。

卒中风证，风涎潮于上，胸痹气不通，治之稍缓便成大病，急用稀涎散吐之，然不可使大吐伤人。内用矾者分膈下涎也。

皂荚子能疏导五脏风热壅及大肠虚秘，煅存性用。

核中白肉入治肺药，核中黄心嚼食治膈痰吞酸。

皂角刺搜风杀虫，为外科要药，功同皂荚但更锋锐，直达患所，溃散痈疽。

菖蒲

开窍辟秽，宣气逐痰。辛，温。

此乃心肝之药，心气不足者用之，虚则补其母也，肝苦急，以辛补之是矣。

常嚼菖蒲，饮水永无腹痛之疾。

菖蒲能治一切风，手足顽痹，瘫痪不遂。下痢噤口虽是脾虚，亦由热气闭隔心胸所致，俗用木香失之温，用山药失之闭，惟参苓白术散加菖蒲，糯米饮调下，或用参、苓、石莲肉，少入菖蒲服，胸次一开，自然思食。菖蒲治噤口痢屡用屡效，真良法也。

石菖蒲舒心气，畅心神，怡心情，益心志，妙药也，而世俗有散心之说，不知创自何人。审是则文王嗜此，何以多男而寿考耶？故清解药用之，赖以祛痰秽之浊而卫宫城，滋养药用之，借以宣心思之结而通神明。

大蒜

辟秽通窍。辛，热。

大蒜入太阴阳明，其气熏烈，能通五脏，达诸窍，开胃健脾，消谷化食，消肉食尤验。

消痈肿，破癥积。捣纳肛门能通幽门，治关格不通。敷脐能达下焦，消水利大小便。捣贴足心能引热下行，治鼻衄不止奇效。中暑不醒，捣和地浆温服即苏。

（五）涩气

五味子

敛肺涩肾，固精止汗。味皮甘、肉酸、核辛苦，俱具咸温，为收敛滋润药。

酸以收逆气，肺寒气逆同干姜用。

五味子收肺气，乃火热必用之药，故治嗽以之为君，但有外邪者不可骤用。有痰半夏为佐，喘阿胶为佐，但分量少不同耳。

五味子大能收肺气，宜其有补肾之功，收肺气非除热乎？补肾非暖水脏乎？乃火热嗽必用之药。寇氏谓食之多致虚热者，收补之骤也，何惑之有？黄昏嗽乃火气浮入肺中，不宜用凉药，宜五味子、五倍子敛而降之。

东垣、丹溪皆以五味子为治火热之药，独寇氏言性温，谓治肺虚寒不取其除热，不知其性虽温，既能收敛且敛中又能滋润，自可除热，非性温之品必不能除热也。

五味子宜分南北，南五味子温胜，故风寒在肺者宜之，北五味子温性小，故能生津止渴，润肺补肾，治劳嗽。

五倍子

敛肺降火，涩肠止血。酸，平。

五倍子属金，与水噙之，善收顽痰，解热毒，佐他药尤良。

黄昏咳嗽乃火气浮入肺中，不宜用凉药，宜五倍子、五味子敛而降之。

滑精梦遗诸病固宜收涩，然必能通而后能涩。一方治虚而滑精者，用五倍子一两，茯苓二两，其用茯苓倍于五倍子，泻多涩少，诚尽制方之妙。

用五倍五味不得其当者，往往反致壅塞喘满，以其酸敛太过，火气无从泄越故耳。

金樱子

涩精，治遗滑，固肠，止泻痢。酸，平。

金樱子止遗泄，取其温且涩也。当取半黄者，捣干末用，若待红熟熬膏，酸涩之性味全失。经络隧道以通畅为和，平而昧者，熬金樱子煎食之，取涩性为快。自作不靖，咎将安归？

诃子

敛肺涩肠。苦、酸、涩，温。生用清金保肺，煨用固气实肠。

诃子气虚人宜煨熟，少用以其味涩而苦，虽涩肠而又泄气也。

诃子能敛肺，肺敛则音开，火降则渴止，古方有诃子清音汤。

诃子同乌梅、五味子则收敛，同橘皮、厚朴则下气，同人参则能补肺治咳嗽，或谓嗽不宜用者非矣，但咳嗽未久者不可骤用耳。

皮治咳喘，核止嗽并治痢。

莲子

补心益脾，治泄固精。甘，平，涩。

莲子味甘气温而性涩，禀清芳之气，得稼穑之味，乃脾之果也。脾者黄宫，所以交媾水火，会合木金者也。土为元气之母，母气既和，津液相成，神乃自生，久视耐老，此其权舆也。昔人治心肾不交，劳伤白浊，有清心莲子饮；补心肾，益精血，有瑞莲丸，皆得此理。

莲能交心肾而媾水火，安靖上下君相火邪。

莲子交心肾不可去心，然能滞气，单用心则大降心火。

莲子最补胃气而镇虚逆。若反胃由于胃虚而气冲不纳者，但日以干莲子细嚼而咽之，胜于他药多矣。至痢证、噤口热邪伤其胃中清和之气，故以黄连苦泄其邪，即仗莲子甘镇其胃，须用鲜者煎之，清香不浑，镇胃之功独胜。如无鲜者干者亦可。

莲房入厥阴血分，消散瘀血，与荷叶同功，亦急则治标之意也。血胀腹痛及产后胞衣不下，酒煮服之。

莲心甘苦咸寒，倒生根，由心走肾，能使心火下通于肾，又回环上升，能使肾水上潮于心，此所以能交媾心肾也。

莲须固肾摄精，温而不热，血家泄家尊为上品也。又甘涩清心，而诸窍之血出可止，固肾而丹田之精气无遗，可止泄泻，能黑须发。

芡实

补脾治带浊，固肾治遗精。甘，平，涩。

芡实必蒸煮至极熟，枚齿细咀，使津液流通，始为得法。

芡本不益人，而俗谓之水流黄，何也？盖人之食芡，必咀
嚼之，终日咀嚼而味甘平，甜而不腻，食之者能使华液流通，
转相灌溉，其功胜于乳石也。

白果

敛肺定痰喘，涩收止带浊。甘、苦涩，平。

白果气薄味厚，性涩而收，色白属金，故能入肺经，益肺
气，定喘嗽，缩小便。生捣能浣油腻，则祛痰浊之功可类推矣。
其花夜开，人不得见，盖阴毒之物，故又能杀虫消毒，然食多
则收令太过，令人气壅作胀。

带浊赤者，热伤血分，从心、小肠来；白者，湿伤气分，从肺、
大肠来。并有寒热二证，亦有因痰而带浊者，宜二陈加升、柴、
二术。

胡桃

固补治遗泄，疗痰嗽。甘温，肉润，皮涩。

胡桃属木，补骨脂属火，有木火相生之妙，宜并用之。

三焦者元气之别使，命门者三焦之本源。命门，指所居之
府而言，为藏精系胞之物。三焦，指分治之部而名，为出纳腐
化之司。一为体，一为用也。其体非脂非肉，白膜裹之，在脊
骨第七节两肾中央，系着于脊下，通二肾，上通心肺，贯脑，
为生命之源、相火之主、精气之府，人物皆有之。夫肾命相通，
藏精而恶燥，胡桃颇类其状，皮汁青黑，故入北方，佐骨脂润
燥而调血，使精气内充，血脉能利，诸症自除矣。

润燥养血去皮，敛摄连皮，盖皮能敛肺定喘，固肾摄精。今药中罕用，若用之当胜金樱、莲须也。

胡桃性温，入肺肾，故上而虚寒喘嗽，下而腰脚虚痛，皆治之。

乌梅

敛肺涩肠，杀虫柔肝。酸，平。

乌梅酸收，益津开胃，治休息痢，能敛肺涩肠。

血痢不止，以乌梅烧灰存性，米汤服之。中风牙关紧闭者，取乌梅擦牙龈即开。按乌梅之酸固有酸收酸敛之两义也。

鲁公痢血百余日，国医不能治，陈应之用盐水梅肉一枚，研烂，合腊茶入醋服之，一啜而安。梁公亦痢血，陈应之用乌梅、胡黄连、灶下土，等分为末，茶调服，亦效。盖血得酸则敛，得寒则止，得苦则涩故也。

凡用须去核微炒。白梅功用相同。

木瓜

敛肝和脾，化湿舒筋。酸、涩，温。

木瓜治转筋，筋急者得之能舒，筋缓者得之能利，诚转筋之神药也。

木瓜所主霍乱、吐利、脚气皆脾胃病，非肝病也。肝虽主筋，而转筋则由湿热、寒湿之邪袭伤脾胃所致，故筋转必起于腓。腓及宗筋皆属阳明，木瓜治转筋，非益筋也，理脾而伐肝也。土病则金衰而木盛，故用酸温以收脾肺之耗散，而借其走筋以平肝邪，乃土中泻木以旺金也，木平则土得令，而金受荫矣。

罂粟壳

敛肺涩肠固精。酸、涩,微寒。

收敛固气能入肾,故疗骨病尤宜。

今人治虚劳咳嗽,多用粟壳止劫,及湿热泻痢者,用之止涩。

其治病之功虽急,然杀人如剑,宜深戒之。又曰治嗽多用粟壳不必疑,但要先去病根,此乃收后药也。治痢亦同,凡痢须先散邪行滞,岂可遽投粟壳、龙骨之药以闭塞肠胃,邪气得补而愈甚,所以变证作而淹延不已也。

酸主收涩,故初病不可用之,泄泻下痢既久则气散不固而肠滑肛脱,咳嗽诸病既久则气散不收而肺胀痛剧,故俱宜此涩之固之、收之、敛之。

粟壳治痢,人皆薄之,固矣。然下痢日久,腹中无积痛当止摄者,岂容不摄?不用此剂以治之,何以对治乎?但要有辅佐耳。

粟壳治痢如神,但性紧涩,多令人呕逆,故人畏而不敢服,若用醋制加乌梅,则用得法矣。或同四君用,尤不致妨胃而获奇功也。

得醋乌梅、橘皮良。

浮小麦

敛摄止汗。咸,凉。

浮小麦系小麦水淘浮起者,中虚体轻,能止虚汗、盗汗、劳热骨蒸。盖麦为心谷而养心，其凉性全在皮，故去皮则热，浮者无肉，其性亦凉，是以浮小麦与麦麸同性，但止汗之功不如浮小麦也。

凡疮疡痘疹溃烂疼痛不能着席者，用麦麸装褥卧，性凉而软，诚妙法也。

牡蛎

软坚固摄，潜阳化痰。咸，微寒。

牡蛎入足少阴，为软坚之剂。以柴胡引之，能去胁下硬；以茶引之，能消项上结核；以大黄引之，能消股间肿；以地黄为使，能益精收摄止小便。肾经血分药也。

其咸以消胸膈之满，以泻水气，使痞者消、硬者软也。

病虚而多热者，宜同地黄、小草用之。得麻黄根止诸汗。

龙骨

敛心神，潜浮阳，固精燥湿，镇惊安寐。甘，平。

其气能收阳中之阴，入手足少阴、厥阴经，益肾药宜用之。且涩可去脱，故能收敛浮越之正气，固大肠而镇惊。又主带脉为病。

牛黄恶龙骨，而相得更良者，有以制伏也。

覆盆子

缩泉固精。甘、酸，微温，为补涩药。

此能收缩小便，服之当覆其溺器，故名。

强肾无燥热之偏，固精无凝涩之害，金玉之品也。

山茱萸

摄精秘气，益阴助阳。酸、涩，微温。

止小便利，秘精气，取其味酸涩以秘滑也。

酸属东方而功多在北方者，乙癸同源也。

滑则气脱，山萸之涩能收之，然既摄矣，如何又能通九窍？盖山萸能益精气，精气充则九窍利故也。

凡用须去核，核能滑精也。

阴虚者不宜用，即用当同黄柏加之。

桑螵蛸

固肾益精气，补虚治遗溺。咸、甘，平。

男子妇人虚损，肾衰阴痿，梦遗白浊，夜尿疝瘕，不可缺也。

其能缩小便，又通五淋者，以能通故能缩。肾与膀胱相表里，肾得所化气养则能出，肾气既固则水道安常，故能缩也。寇氏治便数，有桑螵蛸散，乃桑螵、茯神、远志、菖蒲、人参、当归、鳖甲、龙骨等分为末，卧时人参汤下二钱，并能补心安神，治健忘。

南天烛

固涩。甘、酸，平。

凡变白之药都是气味苦寒，有妨脾胃，惟此气味和平，兼能益脾。

《纲目》于南天烛枝叶载有止泻、除睡、变白三条，于子载有固精、驻颜二条，其强筋益力，子与枝叶相同。沈氏云：此殆互文，非若他药之主治或子或枝或叶有绝不相同者也。余尝以南天烛子治久痢久泻，辄效；以治饭后瞌睡，亦效；可知止泻、除睡不独枝叶为然也。又尝以子治痢血日久症，亦效，此并本草所未及者。曾制一方，用南天烛子为君，制首乌为臣，谷芽生焦各半为佐使。药则随症加用，如久痢加黄连、木香、诃子；久泻加山药、建莲；除睡加益智、远志；痢血加黄连、槐花、当归、地榆，真是如响斯应。

秦皮

泻热明目，涩肠止痢。苦，微寒。

秦皮色青，气寒味苦性涩，入肝胆经，故能治目病、惊痫，取其能平木也。治下痢、崩带，取其收涩也。又能治男子少精，益精有子，皆取其涩而补也。

痢则下焦虚，故张仲景白头翁汤以连、柏、秦皮同用，皆苦以坚之也。

椿根皮

燥湿清热涩肠。苦、涩，寒。

椿根白皮性凉而能摄血，凡湿热为病宜用，但痢疾滞未尽勿用。

椿皮色赤而香，根皮色白而臭，椿皮入血分而性涩，根皮入气分而性利。凡血分受病不足者宜椿，气分受病有郁者宜根，但根皮亦能止泻，毕竟是涩药。

石榴皮

涩肠止痢。酸、涩而温。

止泻痢、下血、崩带、脱肛，又能杀虫。

久痢久泻，百方不效者，用陈石榴皮焙研细末，每服二钱，米饮下便止。

榴花千叶者，治心热吐血。又研末吹鼻，止衄血立效。亦止金疮出血。

赤石脂

重降固敛。甘、辛、酸，大热。

固肠胃有收敛之能，下胞衣无推荡之峻。

大小肠下后虚脱，非涩剂无以固之，其他涩药轻浮不能达下，惟赤石脂体重而涩，直入下焦阴分，故为久痢泄澼要药。又能去恶血，盖恶血化则胞胎无阻。东垣云胞胎不下，涩剂可以下之是也。

赤白二石脂降而能收，赤者直达下焦血分，白者直达下焦气分。

禹余粮

重涩固下。甘，平。

手足阳明血分重剂也，其性涩，故主下焦前后诸病。李知先诗云：下焦有病人难会，须用余粮赤石脂。

重可去怯，禹余粮之重，为镇固之剂。

（六）镇气

金

镇惊安神。辛，平。

肝经风热则为惊痫失志，魂魄飞扬，肝属木而畏金，与心
为子母，故其病同源一治。

金性坚刚重坠，与血肉之体不相同，故往往服之致死。

凡病只因心气虚以致神魂不定，并无惊邪外入者，当以补
心安神为急，而非金箔所能定矣。盖惟有外邪侵犯者，乃可借
为镇心安神之用也。

银

镇惊定怯，明目安胎。辛，平。

银与金功用相同，但银色白入气分，金色黄入血分，稍有
差异。二者入药均用箔。

铁

坠痰镇惊。辛，平。

凡铁剂虽浓淡不同，收敛与感动肠胃之性亦不同，但其功
用则无异。血之红色恃铁而得之，若血内之红色铁料太少，则
有血虚之病，身弱而瘦。无病之人每血重百分内含血轮十二分，
患血虚者则少于此比例，血轮内有铁能显红色，故凡服铁剂，

其意令血中多生血轮，人身更能坚壮。凡有血虚之病，以铁为要药，然铁剂虽为补药，若面色不白而血内之血轮未减，服铁剂无益。凡服铁剂者，虽耐心日久，多食养身之物，又令大便常通，否则不能得铁之益也。

凡诸药皆忌铁器，而补肾药尤忌之。

生铁落降火潜阳，镇肝疗狂。

铅

镇气逆，坠痰涎。甘、寒，为镇静药。

铅色黑属肾，禀壬癸之气，为水中之金。金丹之母，八石之祖也，故能镇纳肾气，大平肝逆。镇坠之剂有反正之功，但性带阴毒，不可多服，恐伤人心胃。铅性又能入肉，故女子以铅珠纤耳，即自穿孔。实女无窍，以铅作钎，逐日纤之，久久自开，此皆昔人所未知者。

铅变化为胡粉、黄丹、密陀僧、铅霜等，其功皆与铅同，但胡粉入气分，黄丹入血分，陀僧镇坠下行，铅霜清镇上焦为异耳。

铅霜坠痰去热、定惊止泻有奇效，但不可常用耳。

磁石

补肾潜阳，纳冲气，平喘逆。辛、咸，寒。

磁石养肾气，填精髓，肾虚耳聋目昏者皆用之，又其重可去怯。

阳气走上窍而下入于阴位，则有溺泄腹鸣之候；阴气走下窍而上入于阳位，则有窒塞耳鸣之候。故人当五十以外，肾气渐衰于下，每每从阳上逆，而肾之窍开于耳，耳之聪司于肾，肾主闭藏，不欲外泄，因肝木为子，疏泄母而散于外，从阳上逆而耳窍因以窒塞不清矣，宜以磁石为主治。盖其重，能达下，性主下吸，又能制肝木之上吸故也。臣以地黄、龟胶之阴以辅之，佐以五味、山萸之酸以收之，则阴气下安其位，不上触于阳窍矣。

一士病，目渐生翳，时珍以羌活胜湿汤加减而以磁朱丸佐之，两月愈。盖磁石入肾，镇养真阴，使肾水不外移。朱砂入心，镇养心血，使邪火不上侵。佐以神曲，消化滞气，生熟并用，温养脾胃发生之气，乃道家黄婆媒合、婴儿姹女之理，但云明目而未发出用药微义也。

龙齿

镇心安魂，除烦清热。涩，凉。

龙骨入心、肝、肾、肠，龙齿单入心、肝，故骨兼有止泻涩精之用，齿惟定惊安魂魄而已。

龙者东方之神，故其骨与角齿皆主肝病。

肝藏魂，能变化，故魂游不定者治之以龙齿，即上义也。

代赭石

平肝火，镇气逆，养阴血。甘、苦，寒。

代赭乃肝与包络二经血分之药，故所主皆二经血分之病。昔有小儿泻后眼上，三日不乳，目黄如金，气将绝。有名医曰：

此慢惊类也，宜治肝。用水飞赭石末，每服半钱，冬瓜仁汤调下。

心肝二经怯则气浮，重所以镇之，故仲景治汗吐下后，心下痞硬噫气，用旋覆代赭汤，取其能镇逆养阴也。今人用治噎膈，效。

八、血门

（一）调血

当归

补血活血，润燥滑肠。苦、辛、甘，温。

古方用治产后恶血上冲，取效无急于此。凡气血昏乱者，服之即定，可以补虚，为产后要药。

《药性论》"补女子诸不足"一语，尽当归之用矣。

凡血病必须用之，血壅而不流则痛，当归甘温能和血，辛温散内寒，苦温助血散，使气血各有所归。

入心，以心主血也；入肝，以肝藏血也；入脾，以脾统血也。头止血，身养血，尾行血，全活血而不走。

同人参、黄芪则补气而生血，同牵牛、大黄则行气而破血，从桂、附、茱萸则热，从大黄、芒硝则寒。佐使分定，用者当知。

酒蒸治头痛。诸痛多属火故，故以血药主之。

当归之用有三：一心经本药，二和血，三治诸病夜甚。脉者，血之府，诸血皆属心，凡通脉者，必先补心益血。

按韩懋谓："治痰以姜制。"切庵又谓："当归非治痰药，姜制亦臆说。"夫当归固非治痰之品，然亦有阴虚痰盛，于治痰药中不得不用当归者。又以当归性究滋补，非疏豁之物，故斟酌用之，制之以姜，使阴既得所补，而补阴之中又得借之开窍以治痰，韩说亦未尽非也。

鸡血藤

补血行血，通经活络。

此藤通行经络而补养血液，故能健筋骨，除酸痛，暖腰膝，已风瘫，功逊于胶。

鸡血藤胶大补气血，壮健筋骨，疗手足麻木瘫痪，男子遗精白浊，妇女经水不调，赤白带下，干血劳证，并男女不能生育，及跌打损伤，心胃气痛，痿痹酸痛，虚损百病。

此胶大补气血，与老人妇女更为得益。或不饮酒者，早晚用开水化服，亦能奏效。

鸡血藤胶治风痛湿痹，性活血舒筋。患在上部，饱食后服，在下部，空心酒服，不饮酒者开水化服。其色带微绿，有清香气，酒服亦能兴阳。

此胶治跌打如神。昔有人偶闪跌伤，臂痛不可忍，用山羊血、参三七治之多不验，有客教服此胶冲酒，一服，其疾如失，其性捷走血分可知。

乳香

调气活血，伸筋定痛。苦、辛，微温。

乳香香窜，入心经，活血定痛，故为治痈疽疮疡、心腹痛要药。

其治癫狂者，以能祛风散瘀故也。

赤白痢，腹痛不止，痛者加入乳香，无不效。

得没药大止诸痛。

没药

活血消肿，生肌定痛。苦、辛，平。

没药大概通滞血，血滞则气壅，瘀而经络满急作痛。凡跌打闪仆，皆伤经络，气血不行，瘀壅作痛也。

乳香活血，没药散血，皆能止痛，消肿生肌，故二药每相兼而用。

产后心腹血气痛，没药、乳香均有效，以能活血故也。

血竭

和血散瘀，敛疮止痛。甘、咸，平。专除血痛，散瘀生新。

血竭木之脂液如人之膏血，味甘咸而走血，肝、心包皆主血，故入之。

血竭止血痛，为和血圣药。乳香、没药主血病而兼入气分，此则专于血分者。

三七

散瘀止血，定痛消肿。甘、微苦，温。

受杖前服一二钱，血不冲心。杖后服，并末傅之，祛瘀消肿，易愈。

跌打损伤，血淋漓出者，随即嚼罨即止，青肿者即消散。

产后服亦良。

大抵此药气温，味甘微苦，乃阳明、厥阴血分之药，故能治一切血病，功与血竭略同。

试真伪法：以末掺猪血中，血化为水者真也。

阴虚火炎失血，非其所长，或与地、冬滋水之品同用，则有效也。

紫荆皮

泄结破瘀，清热解毒。苦，平。

此皮寒胜热，苦走骨，紫入营，故能活血消肿，利小便而解毒也。此药为跌仆损伤家必用之药，亦以其能破宿血、行滞气也。又治妇人血气疼痛，经水凝涩，消痈肿诸疮毒，古方有冲和膏以此为君，治痈疽流注等证甚效。

天仙藤

疏气血，止痛，消妊娠水肿。苦，温。

此药疏气活血，利水消肿止痛。

疝气作痛，用此一两，好酒煮服，神效。

一切血气腹痛，为末，温酒和服。产后腹痛、儿枕痛则用童便（或酒，或姜汁）调服。

妊娠水肿始自两足，渐至喘闷，有天仙藤散，即此药、香附、陈皮、乌药、苏叶、甘草、生姜、木瓜同煎服。

痰注臂痛，此与白术、羌活、白芷梢各三钱，片子姜黄六钱，制半夏五钱，每用五钱，姜五片，水煎服，仍间服千金五套丸。

合欢皮

调气和血，接骨续筋，消肿止痛。甘，平。

此药亦名合昏，以其叶至暮即合也，能和心志（其花尤良），令人欢乐，古语有云："合欢蠲忿，萱草忘忧。"有由来也。治肺痈唾浊及中风挛急。

红糖

调营和血，化瘀。

糖乃蔗浆煎炼而成。蔗浆本寒，经火煎炼成糖则温。而红糖乃煎至紫黑色者，其性较白者尤温。

入气（补脾、缓肝、润肺、和中、消痰、治嗽）则白者力胜，和血则紫者为优。

红糖今产后多服之，取血和而恶露自行也。

下痢噤口，白糖半斤，乌梅一个，煎汁，时时饮之。腹中紧胀用白糖，酒煮服之。

上气喘嗽烦热，食即吐逆，用白糖、姜汁等分相和，慢煎二十沸，缓缓咽下即平。

多食助热，损齿生虫。

（二）行血

红花

行血通经，活血润燥，祛瘀生新，消肿止痛。甘、辛、苦，温。

凡瘀行则血活，有热结于中，暴吐紫黑血者，吐出为好，吐未尽加桃仁、红花行之。大抵鲜血宜止，瘀血宜行。

血生于心，藏于肝，属于冲任。红花汁与之相类，故能行男子血脉，通女子经水。但多用则破血，少用则养血，不可不知。盖辛温则血调和故，少用则能入心养血，过于辛温则血走散，故多用则能破血也。

有产妇血闷而死，名医陆氏以红花数十斤煮汤，寝妇于上而熏之，汤冷再加，半日而苏。

西藏红花乃产于西藏者，能活血通经，健胃镇痉，不论虚实、何经所吐之血，只需用此花一朵，入无灰酒一盏内，隔汤炖出汁，服之，入口血即止，屡试皆效。

番红花乃产于西番回回国诸地者，主心忧郁积，气闷不散，活血，久服令人心喜，又治惊悸，盖皆因其能养心血于和畅之中故也。此花西医视为开胃行经之品。

红花本行血药，血晕解滞，流行即止，过用能使血行不止而毙，慎之。

胎死腹中并酒煮服。

桃仁

破血润燥。苦平而甘。

桃仁苦重于甘，气薄味厚，手足厥阴血分药也。苦以泄滞血，甘以生新血，故破凝血者用之。

其功有四：治热入血室，一也；泄腹中滞血，二也；除皮肤血热燥痒，三也；行皮肤凝滞之血，四也。

肝者血之源，血聚则肝气燥。肝苦急，急食甘以缓之。桃仁之甘以缓肝散血，故仲师抵当汤用之治蓄血发热如狂，小腹满痛，小便自利者，与虻虫、水蛭、大黄同用。

血滞所宜者桃仁、红花、丹皮、苏木、血竭之类是也，第红花、苏木、血竭、丹皮色红，惟桃仁属血而色乃白，固的知其为肺果。夫桃为肺果，精专在仁，故司肺。

气为营血之帅，凡血之不行不濡，即气之不决不运。气如橐籥、血如波澜故也。所以红花、丹皮、苏木、血竭本赤紫色而入血分，各有所入，惟桃仁本白色而能和血，故上中下无不行也。又桃为肺果而奏功于血，尤杏为心果而能奏功于气也。

桃仁性善破血，凡血结、血枯、血燥、瘀血、留血、蓄血、血痛、血瘕等证，用之立通。第散而不收，泻而无补，用之不当，真阴必损，切宜慎之。

行血连皮尖生用，润燥去皮尖炒用，俱打碎。

益母草

祛瘀生新，活血调经。辛、苦，微寒。

此药宜于妇人，故有益母之称。能入心包、肝经之血分，为胎前调经之要药。兼能解毒行水消肿，主胎衣不下，子死腹中，及产后血胀闷、血晕、血风、血痛，打扑内损瘀血，大小便不通。

又主崩带。夫带脉横于腰间，病生于此，故名为带。赤属血，白属气，气虚者补中益气而兼升提，血虚者养血滋阴而兼调气。

益母之根、茎、花、叶子皆可同用。若治厥阴血分风热，明目益精，调妇人经血，则单用子为良；若治肿毒疮疡，消水行血，妇人胎产诸病，则并用为良。盖根、茎、花、叶专于行，而子则行中有补也。

茺蔚子,活血行气,有补阴之功。凡胎前产后,所恃者气血也,胎前无滞,产后无虚,以其行中有补也。血崩及瞳子散大,均忌。惟热血欲贯瞳人者可与凉血药同用。时珍曰:血滞目病宜用,故曰明目。

泽兰

行血行水。苦、甘,微温。

此药苦能泄热,甘能和血,辛能散郁,香可舒脾,为阴中之阳药。

兰草、泽兰气香而温,味辛而散,足太阳、厥阴经药也。脾喜芳香,肝宜辛散,脾气舒则三焦通利而正气和,肝郁散则营卫流行而病邪解。

兰草走气分,故能利水道,除痰癖,杀虫辟恶,而为治消渴良药。泽兰走血分,故能治水肿,除痈毒,破瘀血,消癥瘕,而为治妇人要药。

郁金

行气解郁,凉血破瘀。辛、苦,寒。

此本入血分之气药,其治诸血证者,正谓血之上行皆属内热火炎,此药能降气,气降即火降,而其性又入血分,故能降下火气,使血不妄行也。丹溪不明此理,乃谓上行治血,误矣。

此药辛苦微甘,气寒,其性轻扬,上行入心及包络,兼入肺经,凉心热,散肝郁,破血下气,与姜黄、莪术相似。但郁金苦寒,色赤入心；姜黄辛苦，大寒，色黄入脾；莪术味苦，色青入肝，不得混用。

治产后败血冲心欲死及吐衄、妇人倒经。单用治女人宿血气痛。

苏木

祛瘀止痛，和血散风。甘、咸，平。

苏木味微辛，性凉，发散表里风气，宜与防风同用。又能破死血，故治产后血胀闷欲死，水煮五两，取浓汁服，有奇效也。

此乃三阴血分药，少用则和血，多用则破血。治产后血晕如神。用三两水煎分服，并治儿枕作痛。

产后气喘面黑欲死，乃血入肺也，用此二两水煎服之，神妙难言。

破伤风病，用此末三钱酒服立效。偏坠肿痛用此二两，好酒一壶，煮滚频饮，立愈。

蒲黄

行血祛瘀（生用），止血和营（炒用）。甘，平。凉血活血，散结除热。

此乃手足厥阴血分药也，故能治血治痛。生则能行，炒则能止。与五灵脂同用，治一切心腹痛。

延胡索

利气活血，止痛。辛、苦，温。总治气血凝结之病。

入手足太阴、厥阴，能行血中气滞，气中血滞，故专治一身上下诸痛，用之中的，妙不可言。

凡胃脘当心痛，下痢腹痛，气凝血滞，遍身作痛，肢节拘挛，服之皆有奇效。

疝气危急用此（盐炒）、全蝎（去毒）共为末，每服半钱，空心盐酒下。

酒拌行血，醋炒止血，生用破血，炒用调血。

治小腹痛如神，得小茴香尤良。

姜黄

行气破血。辛、苦，大寒。

姜黄辛温，色黄入脾，兼治血中之气；郁金苦寒，色赤入心，单治血；莪术则入肝，兼治气中之血。故三者相似而实不同也。

古方五痹汤用片子姜黄治风寒湿气，手臂痛，其兼理血中之气可知矣。方书用以同桂枝、枳实治右胁痛、臂痛有效。

戴原礼云：片子姜黄能入手臂治痛，莫非下气破血辛苦走泄之功欤？察其气味，治疗乃介乎三棱、郁金之间。

五灵脂

行血止痛。甘，温。

生用血闭能通，炒用经多能止。此药入肝经血分最速，引经有功，只能行血，不能生血。

一人病目中翳，往来不定，此乃血所病也，用五灵脂治愈。

同雄黄用，并治毒蛇咬伤。

隐庵曰：此药治血崩，非正治之品，乃祛风之剂。

冲任经虚，被风袭伤营血，以致崩中暴下，与荆芥、防风治崩义同。时珍谓：此亦一说，但未及肝虚血滞，亦自生风之意。

凡血晕及一切血气诸痛，心腹、胁肋、少腹诸痛，疝痛，身体血痹刺痛等证，服之无不立效也。

此药专于散瘀行血，大有奇效。一妇人自缢，夜半其家救之。虽苏，次日遍身青紫黑色，血已瘀结之故也。沈氏用生五灵脂研细，酒飞，净五钱，用当归、红花、香附各钱半，均酒炒，煎汤半盏调服，灵脂末令其仰卧时饮以米汤一二口，半日许，大下瘀血几及一桶，然后急进调补气血药而愈。

紫檀

和血。咸，微寒。

紫檀咸寒，血分之药也，故能和营卫而消肿毒，治金疮。

白檀辛温，气分之药也，故能理卫气而调肺脾，利胸膈。

紫檀能散产后恶露未尽，凝结为病，本草未曾载及。

沈氏曾治一妇产后恶露积结，小腹左肿硬而痛，发热，脉左关弦紧极长，用牛角䚡、楂肉各三钱，茺蔚子二钱，酒炒归身、阿胶珠各钱半，红花七分，醋蓬术（即莪术）六分，一剂而减。因是夜求得乩仙方，论病处方均同，惟牛角䚡加重一钱，楂肉半生半炒各二钱，后加紫檀末五分，次日以示沈，再令照服六剂，而诸症霍然矣。

丹参

祛瘀生新，活血调经。苦，微寒。

丹参降而行血，血热而滞者宜之，故为调经产后要药。

设经早或无血经停，及血少不能养胎而胎不安，与产后血已畅行者，皆勿用。

惑于"功兼四物"之说，并以其有参之名而滥用之，即使功同四物，原治血分受病之药，并非专为补血之方。至补心之说，亦非如枸杞、龙眼真能补心之虚者，以心藏神而主血，心火动则神不安，丹参清血中之火，故能安神定志，神志安定则心得其益矣。

凡温热之邪在气分而误用，则反引邪入营，不可不慎。

（三）清血

白薇

清虚火，除血热。苦、咸，平。

此药苦咸大寒，其治中风支满神昏者，阴虚火旺，热极则生风，火气燔灼，故心下支满，痰随火涌，故神昏不知，此药益阴除热，所以愈也；治邪气寒热酸疼者，热邪伤人，阴气不足则阳独盛而为热，心肾俱虚则热收于内而为寒，寒热作则荣气不能内荣而肢体酸疼，是热淫于内，治以咸寒也。

遗尿血淋者，皆热在下焦所致，益阴除热自安也。

调经种子者，经水先期乃因血热，不孕多由阴虚内热、荣血日枯之故，益阴除热则血自生旺而令能孕矣。

白薇凉降,清血热,为女科要药。温热证,邪入血分者亦用之。白薇并能除血癖。

沈氏曾治一妇人,本系产后身热烦呕之证,用白薇为君,加芎、归、地,二帖本病解。其妇向有癖积藏左胁下已八九年,服此药身凉病退之后,至晚微觉腹痛坠下,如欲产状,少顷,下一物如茶杯大,极坚不能破,色红紫而间有白点,其胁下遂觉空快矣。

紫草

清血热,滑肠。甘、咸,寒。

入厥阴经血分。其功长于凉血活血,利大小肠,故痘疹欲出未出、血热毒盛、大便闭涩者宜用之。已出而紫黑、便闭者亦可用。盖血热则毒闭,得紫草凉之则血行而毒出。若已出而红活及白陷、大便利者切宜忌之。

紫草治痘,能导大便,使发出亦轻。得木香、白术佐之尤为有益。

紫草性寒,小儿脾气实者犹可用,脾气虚者反能作泻。古方惟用茸,取其初得阳气,以类触类,所以用发痘疮,今人不达此理,一概用之,非矣。

痘科用紫草,古方惟用茸,取气轻味薄而有清凉发散之功。

凡使紫草,大热便秘者最宜。热轻者必用糯米五十粒以制其冷性,庶不损胃气而致泄泻。

叶氏云:紫草茸别是一种,曾于友处见之,为发痘神丹,取而藏之,每遇血热毒壅、失血烦闷、顶陷不起、痘疔肿胀,于清解药中研加四五分，无不神效，且不特发痘如神，用酒调服一二钱，能治诸肿毒恶疮。又顺手擂一钱酒下，力能催生，屡效。

大蓟

凉血散瘀消肿。甘、苦，凉。凉而能行，行而带补。

小蓟

益血除热。甘、苦，凉。兼补剂。

大小蓟皆能破血，但大蓟兼疗痈肿，而小蓟专主血而不能消肿也。

小蓟力微，只可退热，不似大蓟能健养下气也。

凉血补血则荣气和而热解血清，此肠痈、崩血、吐衄之所以治也。

小蓟治下焦之结热血淋。

一人冷气入阴囊，肿满疼痛，煎大蓟汁服，立瘥。

大小蓟性下行，以其能下气，故主吐衄多效。惟不利于胃弱泄泻及血虚极之证。

白茅根

凉血消瘀，清热利水。甘，寒。

白茅根除伏热，消瘀血，利水消肿，除烦止渴。

其治吐衄者，以心肝火旺逼血上行则吐血，肺火盛则衄血。茅根甘寒，和血而凉血，引火下降，故治之。

治血闭寒热者，以血瘀则闭，闭则寒热作，此能清热消瘀故也。

治淋沥崩中者，血热能清也。

治哕逆者，胃火能降也。

白茅根，清火行水之良药也，治肺热喘急有捷效焉，世人微而忽之，惟事苦寒之药，伤冲和之气，乌足以知此哉？

丹皮、侧柏、藕节、茅根俱能清血中之火，故血热者须之。

苎麻根

补阴润燥，解热消瘀，利水通淋。甘，寒。捣汁能化血为水。

苎麻根大能补阴而行滞血，方家恶其贱，勿用，惜哉。

苎性破血，将苎麻与产妇枕之，破血止血晕。

产后腹痛，以苎安腹上即止也。

小便血淋，苎根煎汤频服大妙。

小便不通，同蛤粉各半两为末，每服二钱即通。

此根能散子宫内淫欲之火。

诸伤瘀血不散，野苎叶捣敷。

如瘀血在腹，顺流水打汁服，即血化为水而下也。

茜草根

凉血止血，消瘀通经。苦、酸、咸，寒。

凉无病之血，行已伤之血，入肝、心包之血分。色赤入营，气温行滞。味酸走肝而咸走血，专于行血活血。

俗方治女子经水不通，以一两煎酒服之，一日即通，甚效。

《本经》言治疸。夫疸有五，此其为治盖指蓄血发黄而不专于湿热者也。且女劳疸必属肾虚，不可以湿热例治，当以地黄、萸肉、山药壮其水，人参培其气，兼阳虚者姜、附、肉桂亦所必用，再随症而加利湿药。

剪草

凉血止血。苦，凉。

上部血须用剪草、丹皮、天冬、麦冬。

剪草治劳瘵、吐血损肺及血妄行，名曰神傅膏。其法每用一斤洗净，晒，为末，入生蜜二斤和为膏，以器盛之，勿犯铁器，一日一蒸，九蒸九晒乃止。病人五更起，面东坐，毋言语，以匙抄药四匙食之，良久以稀粟米粥饮压之，药只冷服，米饮亦勿太热，或吐或否不妨。如久病肺损咯血，只一服愈，寻常嗽血妄行，每服一匙可也。

有一贵妇病瘵，得此方九日药成。前一夕，病者梦人戒令：翌日勿乱服药。次日将服药，屋上土坠器中，不可用，再合成，又坏之，三合未就，而夫人卒矣。此药之异有如此。

若小小血妄行，只一啜而愈也。此药绝妙如此，而世失传，惜哉。

茜草、剪草均为治血药。但茜草止血又能行血，故既止吐衄崩尿，又消瘀通经，是惟能行故能止也。剪草但止血而不行血，故吐咯损肺及妄行者皆治。虽二药之性皆凉，而用实不同如此。

此药太苦寒，虽治血热妄行神效，若脾肾俱虚、胃口薄弱、见食欲呕及不思、泄泻者均忌。

侧柏叶

益阴凉血。苦、涩,微寒。又祛风湿。

此药得金气之全而生,乃补阴要药。味苦微寒,性涩而燥,养阴滋肺而燥土,最清血分。

止吐衄崩淋、肠风、尿血、血痢等血证,又能祛风湿诸痹、历节风痛。

丹溪以为补阴要药,然终属苦寒燥涩之品,惟血分有湿热者以此清之,若真阴虚者,非所宜也。

柏性后凋而耐久,禀坚凝之质,乃多寿之木,所以可入服食,道家以之点汤常饮,元旦以之浸酒辟邪,皆取于此。

附:卷柏

凉血止血。用于下血脱肛证最为相宜。

白头翁

清热凉血,疗肠风,治赤痢。辛、苦,温(一作寒)。

白头翁有风则静,无风反摇,与天麻、独活同近,根处有白茸,此所以有白头翁之称也。观其不摇风而风必可治,则条达肝气可类推,故仲景白头翁汤治热痢用之,以其血分有热而又肝气不畅也。

苦能坚肾,寒能凉血,热毒下痢,紫血鲜血者宜之。

治血痢腹痛、齿痛、骨痛、项下瘿瘤瘰疬。

地榆

凉血止血。苦、酸，微寒。专理下焦血证湿热。

苦酸微寒，性沉而涩，入下焦，除血热，治肠风。血鲜者为肠风，随感而见也；血瘀者脏毒也，积久而发也。

粪前者为近血，出肠胃；粪后者为远血，出肺肝。大抵血热妄行者相宜。

地榆气虚不摄者切不可用。

又治血痢，古方断下多用之，同樗皮治赤白痢。

其性沉寒，入下焦，热血痢可用。若虚寒人水泻白痢，未可轻使。

地榆除下焦热，治大小便血证。止血取上截，切片炒用，其梢能行血，不可不知。

诸疮痛者加地榆，痒者加黄芩。

槐花

凉血清热。苦，平。

槐花凉血，盖血凉则阴自足，为治一切下血证要药，但不宜于气虚不能统血者。亦治风热目赤。

槐实苦寒，清肝胆，凉大肠，疏风热，治烦闷风眩、痔血肠风。

粪前有血名外痔，粪后有血名内痔，谷道有肉名举痔，头上有孔名痔瘘，疮内有虫名虫痔。大法用槐角、地榆、生地、人参凉血生血，防风、秦艽祛风湿，芎、归和血，黄芩、枳壳宽肠，升麻升提。治肠风略同，不宜专用寒凉，须兼补剂收功。

槐角又治阴疮湿痒，明目祛泪。

刺猬皮

凉血开胃。苦，平。

猬使虎伸，以其能入虎腹食其肠胃，当亦能入肠胃祛其瘀血积热之毒，且居地下，穿穴搜毒，固其能也。

猬皮之用，惟专于大肠，以故疗痔病为多也。

猬皮治胃逆，开胃气有功。其字从虫（犬）从胃，有深理焉。

肉甘平，理胃气，治反胃，令人能食。

蒲公英

清热解毒，散结利尿。苦、甘，寒。

花黄味甘，入脾胃经，化热毒、消肿核有奇功。

同忍冬藤煎汤，少入酒佐服，治乳痈结核红肿。服罢欲睡是其功也，睡觉微汗，病即安矣。

古方有擦牙乌须发还少丹，甚言此草之功，盖取其能通肾也。故东垣以为肾经必用之药，亦为通淋妙品。

紫花地丁

除热解毒。辛、苦，寒。

治一切痈疽发背、疔肿、瘰疬、无名肿毒、恶疮，为外科要药。

研末酒服三钱，能治黄疸内热。

此药不独疗外科症，考古人每用治黄疸、喉痹，取其泻湿除热之功也。大方家亦不可轻弃。

（四）止血

白及

敛肺生肌，化瘀止血。苦辛而平，性涩而收。

白及得秋金之令，以生性涩而收，故能入肺止吐血。损肺吐血者，用末三钱，米饮调服，奇效。

肺损者能复生之，以有形生有形也。五脏惟肺叶损坏者可以复生。

试血法：吐在水碗内，浮者肺血也，沉者肝血也，半浮半沉者心血也。各随所见，分别以羊肺、羊肝、羊心煮熟蘸白及末，日日食之，佳。

治跌打折骨，酒调此末二钱服，其功不减于自然铜也。

凡吐血不止，宜加白及以止之。

白及性涩，破散中有收敛，盖去腐逐瘀以生新之药也，故治痈疽，排脓、止痛、散结有神。

藕节

止血化瘀。涩，平。

此药涩平，主吐血不止及口鼻出血。

经云：血者，神气也。又云：所言节者，神气所游行出入也。即此可悟藕节大疗血证之义矣。

一男子，病血淋，痛胀欲死，急以藕汁调发灰，每服二钱，三日而血止痛除。宋帝食蟹致痢，众医不效，某诊曰：此冷痢也。用新采藕节捣烂，热酒调下，数服即愈。大抵藕能消瘀血、解热开胃而又解蟹毒故也。

血余炭

止血和血，利便通淋。苦，微温。

发乃血余，故能治血病，补阴，疗惊痫，祛心窍之瘀血。

本品走血分而带散，其主诸血证，亦是血见灰则止，取其治标之义也，若欲使其补益，未必能也。

经曰：肾者，精之藏，其华在发。王冰注云：肾主髓，脑者髓之海，发者脑之华，脑髓减则发素。

时珍曰：发者，血之余，埋之土中，千年不朽，以火煅之，凝成血质，煎之至久，复有液出，误吞入腹，化为癥虫，煅炼服食，使发不白，故《本经》有自还神化之称。

棕榈皮

止血。苦、涩，平。

苦能泻热，涩可收脱，烧黑止血，红见黑则止也。

棕皮烧黑治妇人血漏及妇人吐血，须佐以他药。

棕皮灰性涩，若失血过多、瘀滞已尽者用之切当，所谓涩可去脱也。与血余同用更良。

年久败棕入药尤妙。

百草霜

治吐衄崩漏，消积滞泻痢。辛，温。

百草霜、釜底墨、梁上尘皆是烟气结成，但其体质有轻虚结实之异，重者归中下二焦，轻者入心肺之分。古方治阳毒发狂，黑奴丸三者并用，而内有麻黄、大黄，亦是攻解三焦结热，兼取火化从治之义，其消积滞亦是取其从化，故疸膈疮痢诸病多用之。其治失血胎产诸病，虽是血见黑则止，亦不离从化之理。

百草霜用涂金疮，止血生肌，但不可入敷药中，其黑入肉如黥（额上刺字并染墨），不能去也。

虽有止血，无益肠胃，救标则可，治本则非，故不宜多服。

伏龙肝

温中止吐，燥湿止血。辛，温。

产后呕恶不止，研末，或二钱或三钱，益母草汤送下，立效。

脾虚不摄之便血须用之。

黄土性味甘平，清热解毒和中，止下血。

昔有人病瘈疭，一名医进黄土汤而愈，问其理，曰：以土胜水，水得其平则风自退耳。

又有一人因行军燥渴，饮涧水一杯，似有物入咽，遂得病。数月消瘦，每日饮食入咽，如万虫攒攻，且痒且痛，皆以为劳瘵。迎明医张锐诊之，令明旦勿食，取黄土以温酒二升搅之，投药百粒，饮之觉痛几不堪，及登溷（音浑，此处取厕所之义），下蚂蟥千余，婉转其半已困死，病者亦惫甚，调理三日乃安。锐乃曰：虫入人藏，势必孳生，饥则聚啮精血，饱则散处脏腑，苟知杀之而不能扫取，终无益也，故令饿其腹以诱之，因虫久不得土味，又喜酒，故乘机毕集，一洗而空之。

黄土与伏龙肝不同。盖伏龙肝乃灶心之黄土，久经火煅，其性甚温。黄土乃行路之黄土，为土之本质，其性甘平。故虽同止下血，而伏龙肝则宜于脾虚气不摄血者，黄土则宜于脾火迫血下行者，不可不辨。

墨

止血化瘀。辛，温。

墨以松烟成者则堪入药。墨属金而有火，入药甚健，性又能止血。

九、痰门

（一）祛风化痰

天南星

祛风湿，豁顽痰。辛、苦，温。

诸风口噤宜用南星，更以人参、石菖蒲主之。

此药味辛而麻，故能治风散血，气温而燥，故能胜湿除痰，性紧而毒，故能攻积拔肿，而口喝舌糜以治也。

天南星即虎掌，为开涤风痰之专药。

《本经》治心痛寒热结气，即开实之下气、利胸膈也。

《本经》之治积聚伏梁，即开实之破坚积也。

《本经》之治筋痿拘缓，即开实之治中风、除麻痹也。

《本经》之利水道，即开实之散血堕胎也。

半夏与南星虽同能治痰，而半夏治湿痰，南星治风痰，功用虽类而实殊也。

南星与半夏皆燥而毒，故均能堕胎。南星辛而不守，半夏辛而能守，所以古以安胎方中又有用半夏者。

南星得防风则不麻，火炮则毒性缓，所谓火能革物之性也。

　　胆南星得牛胆制，则燥性减，且有益肝胆之功，故治惊风有奇效也。

　　南星、防风等分为末，名玉真散，治刀伤扑伤如神。破伤风者用以敷疮口，并温酒调下三钱。打伤至死，童便调，灌二钱，连进三服必治活。

白僵蚕

　　祛风化痰。咸、辛，平。

　　僵而不腐，得清化之气，故能治风化痰，散结行经。且其气味薄，轻浮而升，入肺、肝、胃经，故治中风失音、头风齿痛、喉痹咽肿、丹毒瘙痒、瘰疬结核，盖能治相火、散浊逆结滞之痰也。

　　轻浮而升，故能祛皮肤诸风如虫行。

　　凡咽喉肿痛、喉痹，用此下咽立愈，大能救人。

　　蚕病风则僵，故因以治风，能散相火逆结之痰。

　　小儿惊疳，肤如鳞甲，由气血不足，亦名胎垢，用僵蚕煎汤浴之。

白附子

　　祛风燥湿豁痰。辛、甘，大温。能引药势上行。

　　白附子乃阳明经药，阳明之脉荣于头面，故能祛头面游风，作面脂而瘢疵以消也。

　　祛风痰，治心痛血痹、诸风冷气、中风失音、阴下湿痒。

　　弘景曰：此物已久绝，无复真者，今惟凉州生。

草乌头

搜风胜湿,除痰攻毒。辛,热。

草乌气锋锐,宜其通经络,利关节,寻蹊达径,而自抵病所。

草乌开顽痰,逐顽风,治顽疮,以毒攻毒,大胜川乌。然至毒无制,苟非当病,切勿轻投。

凡风寒湿痹,骨内冷痛,及损伤入骨,年久发痛,或阴疽肿毒,并宜草乌、南星等分,少加肉桂,为末,姜汁热酒调涂,未破者能内消,久溃者能去黑烂。二药性味辛烈,能破恶块,逐寒热,遇冷即消,遇热即溃。

凡用草乌,去皮脐,总以姜汁炒透为妙,川乌亦然也。

川乌即附子之母,以其既生子,母气已薄,故功力反逊附子,且以其发泄之余,形质已松,故专能祛风散外寒,与附子坚实之质,长于温中温下者不同也。又此善走,入肝经,逐风寒,蜜煎以缓其性,使之流连筋骨,以利其屈伸,且蜜之润又可益血养筋,并制乌头燥热之毒也。

天雄又为一种,天以体言,雄以用言。

不杂于阴柔,不惑于邪乱。若夫风寒湿痹证及积聚邪气、金疮,嫌于无阳者,此为行险而不失其正之药也。又补虚寒多用附子,风家多用天雄,宜远志为使。

荆沥

行经通络,祛风化痰。甘,平。

荆沥气平味甘,化痰祛风,为妙药。凡患风人多热,宜此合竹沥、姜汁和匀热服,以瘥为度。

荆沥治心风为第一。

凡热多用竹沥，风多用荆沥，二汁同功，并以姜汁助送则不凝滞，但气虚不能食者用竹沥，气实能食者用荆沥，是二者之施又有虚实宜辨也。

（二）祛寒化痰

姜汁

开痰。辛、温而润。

生姜乃散寒开痰之要药，其汁辛温而润降，故治噎膈反胃有效，盖辛温则能开豁，润降以平气逆也。

暴卒症，此汁和童便饮效，以此汁开痰，童便降火故也。

白芥子

通经络，散寒邪，利气豁痰，消肿止痛。辛，温。

痰在胁下及皮里膜外者，非此不能达，古方控涎丹用之正此义也。

韩懋三子养亲汤：白芥子色白主痰，下气宽中；紫苏子色紫主气，定喘止嗽；莱菔子主食，开痞降气。各微炒研，看所主为君，每剂三四钱，布包煮汤饮下。治老人痰嗽喘满、懒食而气实者。若大便素实者，加蜜一匙，冬月加姜一片尤良。惟此方煎勿太过，致味苦辣而减其力也。

白芥子味极辛，气温，能搜剔内外痰结及胸膈寒痰冷涎壅塞者，殊效。

白芥子煎服治嗳气甚效，并治痹木脚气、筋骨诸痛之由于痰气阻滞者，盖痰行则肿消，气行则痛止也。

（三）清热化痰

硼砂

生津祛痰，软坚泄热。甘、咸，凉。

色白质轻，故除上焦胸膈之痰热，治喉痹、口齿诸病。

初觉喉中肿痛，含化咽津则不成痹，膈上热痰亦宜含咽。今医家用硼砂治咽喉最为切要。

咸能软坚，凡骨鲠百计不效者，含咽一块便脱然而化。

其治噎膈积聚、骨鲠结核、恶肉阴溃者，取其柔物也，其治痰热、眼目障翳者，取其去垢也。芽儿雪口，以硼砂一味研细，吹之即效。

柿霜

清热生津，消痰宁嗽。甘，凉。

柿霜乃柿之精液，轻清入心肺之分，故能除上焦之积热。生津止渴，消痰宁嗽，治咽喉口舌间疮痛也。

百药煎

清肺化痰，生津定嗽，又止下血。酸咸甘。

百药煎功与五倍子不异，但经酿造，其体轻虚，其性浮收，且味带余甘，故治上焦心肺咳嗽、痰饮热渴诸病，含噙尤为相宜。

莱菔

清热化痰，破气消食。甘、辛。

生用辛甘而升气，熟用甘温而降气。入药生用，宽中消食，清热化痰，治咳嗽，又能散瘀治吐衄。

生捣服治噤口痢。夏月食莱菔菜，秋不患痢。冬月以其叶摊屋上，任霜雪打，至春收之，煎汤治痢。

多食耗气渗血，白人须发，服首乌、地黄者尤忌之。生姜能制其毒。

莱菔子消食开痞，降气除痰，其功长于利气。

生能升而吐风痰、散风寒。炒熟能降而定咳嗽、消痰喘、调下痢后重、止内痛、消食除膨，皆是利气之效。又治痰有冲墙倒壁之功。

（四）燥湿化痰

半夏

燥湿化痰，降逆止呕。辛，温。

脾无留湿不生痰，故脾为生痰之源，肺为贮痰之器。

半夏能主痰饮及腹胀者，为其体滑而味辛性温也。涎滑能润，辛温能散亦能润，故行湿而通大便，利窍而泄小便。所谓辛走气能化液，辛以润之是矣。

洁古云：半夏、南星治其痰而咳嗽自愈。

丹溪云：二陈汤能使大便润而小便长。

无己云：半夏辛而散，行水气而润肾燥。

又《局方》用半硫丸治老人虚秘，皆其取滑润也。

世俗皆以星、半性燥，误矣。湿去则土燥，痰涎不生，非二物之性燥也。古方治咽痛喉痹、吐血下血多用二物，非禁药也。二物亦能散血，故破伤打扑皆主之。惟阴虚劳损则非湿热之邪，而用利窍行湿之药，是重竭其精液，医之罪也。《甲乙经》用治失眠，是果性燥者乎？

岐伯曰：卫气行于阳，阳气满不得入于阴，阴气虚故目不得瞑。治法饮以半夏汤一剂，阴阳既通，其卧立至，盖胃不和则卧不安，半夏能和胃气而通阴阳故也。

又有咳嗽不得卧者，左不得眠属肝胀，宜清肝，右不得眠属肺胀，宜清肺。半夏味辛，辛能泄散而多涎甚滑，故又速降本经以主伤寒寒热，是取其辛散之义。

又治心下坚满而下气者，亦辛以开泄其坚满而滑能降达逆气也。

咽喉肿痛，头眩咳逆，皆气逆上冲，多升少降使然，滑而善降，是以主之。

腹胀乃心下之坚满，肠鸣乃腹里之窒塞，固无一非泄降开通之效用。

止汗者，汗出多属气火上逆为病，此能抑而平之，故可止，固非肌腠空疏、卫气不固之虚汗可知。

后人只知半夏为消痰主将，而《本经》乃无一字及于痰饮，然后知此物之长全在于"开宣滑降"四字，初非以治痰专长，其所以能荡涤痰浊者，盖即开泄滑下之作用。至治痈肿、萎黄二证，盖一因脉络之结滞，一由湿热之不通，此能主之，亦犹是开泄之力也。

肾主五液，化为五湿，本经为唾，入肝为泪，入心为汗，入肺为涕，入脾为痰。痰者因咳而动，脾之湿也，半夏泄痰之标，不能治痰之本，治本者，治肾也。

咳无形，痰有形，无形则润，有形则燥，所以为流脾湿而润肾燥之剂也。

俗以半夏为肺药，非也。

止呕属胃，除痰属脾，小柴胡汤用之，虽云止呕，亦助柴、芩主寒热往来，是又为胆经药也。

夫有声无痰曰咳，盖伤于肺气；有痰无声曰嗽，盖动于脾湿；有声有痰曰咳嗽，或因火因风，因寒因湿，因虚劳食积，宜分证论治。大法治嗽当以治痰为先，而治痰又以顺气为主，气顺则火降而痰消。宜以半夏、南星燥其痰，枳壳、橘皮利其气，肺虚加温敛之味，肺实加凉泄之剂。

俗以半夏性燥，代以贝母，不知贝母乃肺药，半夏乃脾胃药。咳嗽吐痰、虚劳吐血、痰中见血、诸郁、咽痛喉痹、肺痈肺痿、痈疽、妇人乳难，皆宜贝母为向导，禁用半夏。若涎者脾之液，脾胃湿滞，涎化为痰，久则痰火上攻，昏愦、口噤、偏废、僵仆不语、生死旦夕，是非半夏、南星曷可治乎？若以贝母代之，则翘首立毙矣。

二陈汤为治痰之主剂。寒痰加干姜、芥子，热痰佐黄芩、瓜蒌，湿痰加苍术、茯苓，风痰佐南星、前胡，痞痰加枳实、白术，更著痰之所在加引导药。然世医执之，不辨寒热虚实，一概施用，不知半夏其性燥烈，若遇劳痰、失血诸痰，反能燥血液而加病也。

凡遇五绝症（缢、溺、压、魇、产）死者，用此末吹鼻，取嚏即活。

半夏有三禁，血家、渴家、汗家也。

孕妇服之能下胎，若与参、术并行，但有开胃之功，亦不损胎也。

橘皮

燥湿化痰，理气行滞。苦、辛，温。

橘皮与半夏同为治湿痰之要药，但半夏燥烈，橘皮和缓，故橘皮能理中焦之气滞，半夏能开脾胃之湿凝，用者当细辨之，余参看调气门。

化红皮

乃化州所产之橘红。味苦辛，性更温。

入口芳香，祛寒燥湿，化痰消食。

治咳嗽、噎膈、呕吐，祛油腻，解蟹毒，治羊痫癫疾。然其性峻削，能伐生气，消痰虽捷，破气损人，不宜轻用。

（五）润燥化痰

贝母

散结清火，润肺化燥痰。辛、苦、甘，寒。

贝母能散心胸郁结之气,用以治心中气不快、多愁郁者有功。

贝母寒润,主肺家燥痰;半夏温燥,主脾家湿痰。

半夏、贝母俱治痰嗽,但半夏兼治脾肺,贝母独善清金。

半夏用其辛,贝母用其苦,半夏用其温,贝母用其凉,半夏性速,贝母性缓,半夏散寒,贝母清热,性味阴阳大异,俗有代用者,其谬孰甚!

贝母有川产、浙产之别。

川产者名川贝母,圆正底平开瓣,味甘滋润益肺,肺有虚热生痰者宜之,盖其能益气利痰而不寒也。

浙产者名浙贝母,因以象山出者为最佳,故又名象贝母。大而圆黄,味苦性寒,化痰止嗽,开宣肺气,乃手太阴、少阳,足阳明、厥阴之药。大治肺痈、肺痿、咳喘、吐血、衄血,最降痰气,善调郁结,止疼痛,消胀满,清肝火,明耳目,除时气烦热、黄疸淋闭、便血尿血,疗喉痹瘰疬、乳痈发背、一切痈疡肿毒、湿热恶疮痔漏、金疮出血、火疮疼痛。为末可敷,煎汤可服,性味俱厚,较之川贝母清降之功不啻数倍。又解上焦肺胃之火,《逢源》云:贝母浙产者,治疝瘕喉痹,乳痈金疮,风痉,一切痈疡。同苦参、当归治妊娠小便难,同青黛治人面恶疮,同连翘治项上结核,皆取其开郁散结、化痰解毒之功也。

此外又有一种土贝母,色白而大,皮细而燥,性味苦平微寒。除风湿,化脓毒,利痰行滞,敛疮口,专消痈疽恶疮、杨梅结毒、痰核瘰疬。

综上以观,川贝母清润而有补益之功,浙贝母清降而具开泄之能，土贝功专化脓解痈毒，其性疏泄而不滋润可知，用者当知所辨矣。

贝母苦泻心火，辛散肺郁。治淋沥者，清心以解小肠之热也；治喉痹者，清少阴、少阳之热而散结降火也。

瓜蒌仁

泻火润肺，下气坠痰。苦、甘，寒。

瓜蒌用宜分别实、仁、皮、根、霜。全用者为瓜蒌实，用子为瓜蒌仁，用皮为瓜蒌壳，取子去壳去油炒用为瓜蒌霜。

仲景治胸痹痛引心背、咳唾喘息，及伤寒结胸满痛，皆用瓜蒌实，乃取其甘寒而不犯胃，能降上焦之火，使痰气下降也。

若单取仁，能荡涤胸中垢秽，又能生津止渴，为治消渴神药，并能清咽利肠，通乳消肿，治酒黄热痢，二便不利，皆取其滑润之功也。甘补肺，苦寒润下，能清上焦之火，使痰气下降，为治嗽要药，以肺受火迫，失下降之令，故生痰作嗽也。

瓜蒌皮利膈宽胸，豁痰宁嗽，解皮肤风热。

瓜蒌根即天花粉，功用见燥门中。

瓜蒌霜专消痰。

（六）清火化痰

牛黄

清火利痰，通窍定惊。甘、苦，凉。

牛黄者，牛之病也。盖牛食百草，偶误食壅气之草，以致肠胃壅滞，郁极生火，火炎肝胆则肝失疏泄，胆汁外溢，凝结成黄，而胃少胆汁则食物不化而不嗜食，故肌瘦肉消。黄者乃胆汁日溢，胃中甜肉汁自外层结，受热蒸燥，则凝结成颗成块，渐结渐大，而黄成矣。

其味苦兼甜者，胆汁与甜肉汁之结晶体也。其气香者，百草之精气也。

其能通窍化浊，清火化炎者，此胆之擅长本能也。用以治人心胆之疾者，同气相求之义也。然其性凉而有小毒，能治惊痫寒热，中风痰迷，有余之热证者，乃以毒攻毒也。

《经疏》曰：牛食百草，其精华凝结成黄，犹人之有内丹，故能散火消痰解毒，为世神物。或云牛病乃生黄者，非也。

治中风入脏，惊痫口噤，盖心热则火自生焰，肝热则木自生风，风火相搏，胶痰上壅，遂致口噤不语。牛黄能通窍泻热，利痰定惊，故主之也。

牛黄入肝治筋，中风入脏者用以入骨追风，若中腑中经者误用之，反引风入骨矣。

得牡丹皮、菖蒲良，人参为之使。

天竺黄

泻热豁痰，凉心安神。甘，寒。

此即天竺内所结之黄粉，气味功用与竹沥相同。第竺黄气稍缓而无寒滑之患，故为小儿要药。盖小儿惊痫、天吊风热者，亦犹大人热极生风之候也，此能除热养心，豁痰利窍，心家热清而惊自平矣。

竹沥

泻火降痰润燥。甘，大寒而滑。

竹沥性味甘缓，能除阴虚之有大热者。

寒而能补，胎前不损子，产后不碍虚。

凡中风，未有不因阴虚火旺、痰热壅结而致者，如果外来风邪，安可用此寒滑之竹沥治之？盖人阴既虚，火必旺，煎熬津液，结而为痰，壅塞气道，不得升降，热极生风，以致猝然仆倒或偏痹不仁。竹沥能遍走经络，搜剔一切痰结，且甘寒能益阴除热，痰与热去则气道通利，经脉流转，中风之证自除矣。

竹沥性寒而滑，因风、火、燥、热而有痰者宜之。

竹类甚多，沥则其液也，故能补血养经络，达四肢而起废疾。于一切忧思郁结之病亦能治之。世人但用以开痰结，陋矣。

竹叶兼行肌表，故能治疮杀虫。

竹茹专清胃腑，故能止呕除烦。

竹沥善透经络，故能治经脉拘挛。《本经》疗筋急专取竹沥，润以濡之也。

《千金》治四肢不收，又兼附、桂、羚羊之雄以振之也，一以舒急，一以收缓，妙用不可思议，宜姜汁助之。

射干

泻火解毒，破血消痰。苦，寒。

射干属金，有木与火，行太阴、厥阴之积痰，使结核自消甚捷。

又治便毒，此足厥阴湿气，因疲劳而发，取射干三寸，与生姜同煎，食前服，利两三行，甚效也。

射干能降火，故古方治喉痹、咽肿为要药，《千金方》治喉痹有乌翣膏。

《金匮》方治咳而上气，喉中如水鸡声，有射干麻黄汤，又治疟母有鳖甲煎丸，亦用之，皆取其降相火也，火降则血散肿消，而痰结自解，癥瘕自除矣。

十、积门

（一）食积

山楂

破气散瘀，消肉积，化痰涎。甘、酸，温。

山楂善去腥膻油腻之积，与麦芽消谷积者不同。凡煮老鸡硬肉，入数枚即易烂，则其消肉积之功可知矣。

凡脾弱食物不克化，胸腹酸刺胀闷者，每于食后嚼二三枚绝佳，但不可多用，恐反克伐也。

凡服人参不相宜者，服此即解，一补气，一破气也。

产后儿枕痛，砂糖调服。

小肠疝气，茴香佐之。

核亦有力化食磨积，并入疝剂。

多食令人嘈烦易饥，反伐脾胃生发之气，盖以破泄太过，中气受伤也。

神曲

行气消食，治泻痢，化痰涎。甘、辛，温。

辛散气，甘调中，温开胃，化水谷，消积滞。治痰逆、癥结、腹痛、泻痢、胀满、翻胃。

神曲能治目病，生用能发其生气，熟用能敛其暴气也。

《金匮要略》薯蓣丸用神曲治虚劳百病，以其调中而消滞也。有伤粽子成积，用曲末少加木香，盐汤下，数日鼻中闻酒香，积散遂愈。

闪挫加腰痛者，煅过淬酒，服之效。

产后欲回乳，炒研，酒服二钱，日二，立止。

产后血晕，末服亦良。

生胎能损，死胎能下。

神曲六药配六神：白面以配白虎，青蒿以配青龙，赤小豆以配朱雀，杏仁以配玄武，苍耳子以配勾陈，野蓼以配螣蛇。此药以陈者为良，故一名陈曲。

食积心痛，陈者一块，烧红，淬酒二大碗服之。

麦芽

消食下气，温中除满。甘、咸，温。

甘温能助胃气上行而资健运，快脾宽肠，和中下气，消食除胀，散结祛痰，化一切米面果食积，尤善通乳。

一妇人丧子，乳胀欲成痈，单用麦芽一二两炒，煎服立消，其破血散气如此。按麦为芒谷，禀东方勾萌之木气，故麦芽能疏肝。消乳胀者，乳头属肝，亦疏肝之效也，况夫得之于丧子后，肝气尤为郁结乎！

能除上焦滞血，治腹内寒鸣，多服久服能消肾，若同白术等用则无害也。

麦芽能消导，全在用炒，使其性枯，不然麦性本泥滞也。

麦芽与谷芽相似而消食之力更紧，补益则不如谷芽也。但能堕胎，妊娠勿用。

产后腹胀不通转气，急为末，酒服即通，神效。

妊娠欲去胎，用此一升，蜜一升，服之即下。单用煎服亦有神效。

谷芽

快脾消食，下气和中。甘，温。

味甘气和，具生化之性，故为健脾温中之圣药，功同麦芽而性不损元。炒用。

鸡内金

消水谷，治泻痢，理脾胃，疗肿胀。甘，平。

此即鸡之脾也，乃消化水谷之物，其气通达大肠、膀胱，故以之治水，而水从小便以出也。

若小儿疳积病，乃肝脾受伤，以致积热为患，此能入肝而除肝热，入脾而消脾积，故后世以此为治疳之神药也。

一切口疮，用此烧灰，敷之立效。亦治谷道疮久不愈，烧灰研掺如神。治遗尿及小儿食疟，男用雌女用雄，烧灰，酒调服。

鸡屎

治水消胀除积。微寒。

性寒，利小便，治鼓胀，诚千金不传之实也。

本草鸡矢并不治蛊胀，但能利小便，盖蛊胀皆生于湿热，胀满则小便不利，此能通利下泄，则湿热从小便出，蛊胀自愈。

蛊胀由湿热而生固已，然有因积滞而成者，屎白不但通利下泄，使湿热尽从小便出，并能下气消积，使大小便俱利，故蛊胀由湿热成者自愈，即由积滞成者亦无不愈也。

五谷虫

清热毒，消疳积。甘、咸，寒。

此虫专能消积，以其健脾扶胃也。积消则饮食停滞之热毒亦清矣。

（二）虫积

使君子

消积杀虫，补脾。甘，温。小儿百病要药。

凡杀虫药，多是苦辛，惟使君、榧子甘而杀虫，亦异也。

凡大人小儿有虫病，每月上旬，清晨空腹食使君子仁数枚，或以壳煎汤咽下，次日虫皆死而出也。盖每月上旬虫头向上，中旬虫头横，下旬虫头向下。《道藏》云：初一至初五虫头向上。有虫病者此时服药最相宜。

或云：七生七煨食亦良，忌饮热茶，犯之即泻。

此物味甘气温，既能杀虫，又益脾胃，所以能敛虚热而止泻痢，为小儿诸病要药。

俗医乃谓杀虫至尽,无以消食,鄙俚之言也。树有虫,屋有蚁,国有盗,福耶祸耶? 修养者先去三尸,可以类推矣。

地黄、胡麻亦甘而能杀虫者。

小儿痞块腹大、肌瘦面黄,及小儿虚肿、头面阴囊俱浮,均治。

榧子

润肺杀虫。甘,平。

榧子杀腹间大小虫,小儿黄瘦有虫积者,宜之。又治咳嗽,因其润肺也。止白浊,以其性涩也。榧子之功不外润肺、杀虫二种,故小儿有好食茶叶面黄者,日食榧子七枚,以愈为度。

榧子,肺家果也。火炒食之,香酥甘美,但多食则引火入肺,大肠受伤耳。

能涤除肠胃邪恶,多食滑肠,五痔人宜之。

雷丸

消积杀虫。苦,寒。

为小儿解热疗痫药,杀虫之外无他长。令人阴痿者,以能疏利男子元气也。

昔杨勔得异疾,每发语腹中有小声应之,久渐声大。有道士曰:此应声虫也。但读本草,不应者治之,读至雷丸不应,服数粒而愈。

又主癫痫狂走,以能逐风泻火也。

鹤虱

杀虫治痔。苦，辛。又名天名精子，为杀虫之专药。

大肠虫出不断，断之复生，行坐不得，为末，水调半两服，自愈。

蛔咬心痛，用此十两为末，蜜丸梧子大，每以蜜汤吞四五十丸，忌酒肉。韦云患心痛十年不瘥，服此而愈。

小儿蛔咬心腹痛，用此研末，肥猪肉汁下之，五岁一服二分，虫出即止也。面白唇红，时发时止，为虫痛。

其根叶名天名精，寒辛甘，能破血。一产妇产后口渴气喘，面赤有斑，大便泄，小便闭，用行血利水药不效，用之煎浓汁饮，下血一桶，小便通而愈。

叶为天名精，根名杜牛膝，子乃鹤虱。

贯众

泻热解毒杀虫。苦，微寒。

贯众大治妇人血气胀痛，破癥瘕。王海藏治夏月痘出不快，快斑散用之。云贯众有毒，而能解腹邪热之毒，病因内感而发之于外者，多效。又能软坚，化骨鲠，煎浓汁咽之亦可，为末，每服一钱，《百一选方》载之。

贯众有止血驱虫、解毒软坚作用。

解轻粉毒，同黄连各半两煎水，入冰片少许，时时漱之，有特效也。

胡黄连

清湿除热，杀虫疗疳，退夜热，除骨蒸。苦，寒。

性味功用似黄连，故得此名。第观其治劳，则又未能尽似也。五劳证中，或发寒热，或骨蒸作热，或往来潮热，或五心常热，或自汗盗汗，如此药正为主治之味，是其不尽似者也。

第先哲类以疗小儿疳疾，虽黄连亦多用之治疳，然不如兹味有专功，是则尤为可参耳。

胡黄连，本草言苦平，苏恭乃云大寒，然尝其味，其苦不及黄连，则大寒之说宜再审之。

凡小儿疳热肚胀、潮热发焦者，此热势已极，但不可用大黄、黄芩伤胃之药，致生他证，只以胡连五钱，五灵脂一钱，为末，猪胆汁丸绿豆大，米饮下一二十丸。

喻嘉言曰：凡治小儿五疳，即大人五劳也。幼科知用五疳之成方，而不知五劳之曲折次第。初起者治之可以得效，胃虚者服之有死而已。盖胆草、芦荟、黄连、胡黄连之类极苦大寒，小儿不胜其峻耳。

脾胃虚弱者禁用，即欲用之，须与健脾安胃药同用。

芦荟

泻热杀虫。苦，寒。

大苦大寒，功专清热杀虫，凉肝明目，镇心除烦，为治小儿惊疳要药。又吹鼻杀脑疳，除鼻痒。

治湿癣用此一两，炙甘草半两，研末，先以温浆水洗癣拭净，敷之立杆便瘥，真神奇也。

近世以芦荟为更衣药，盖本品入胃后能兴起大肠蠕动，故有泻下功效，并能助胃之消化。此外又用作通经药，并治习惯性便秘、经闭。

脾胃虚者忌用。

川楝子

泄热杀虫，治疝气，止腹痛。苦，寒。一名金铃子。

热厥暴痛，非此不能除。川楝子能入肝舒筋，导小肠、膀胱之热，因引心包相火下行，故治心腹痛及疝气为要药。

昔人以川楝为疝气腹痛、杀虫利水专药，然多有用之不效者，不知川楝所主囊肿茎强，木痛湿热之疝，非痛引入腹、厥逆呕涩之寒疝所宜。

夫疝瘕由寒束热邪，每多掣引作痛，必需川楝之苦寒兼茴香之辛热以解错综之邪。

芜荑

散风除湿，消积杀虫。辛、苦，平（一作温）。

诸虫皆因湿而生，气食皆因寒而滞。嗜酒人血入于酒为酒鳖，多气人血入于气为气鳖，劳虚人败血杂痰为血鳖。如虫之行上侵人咽下、下蚀人肛或附胁背或引胸腹，惟用芜荑炒兼暖胃理气益里之药，乃可杀之。

胃中虫痛，炒黄为末，米饮下。

虫牙作痛，以此仁安蛀孔中及缝中甚效。

百部

润肺杀虫。苦，微寒。

百部根正得天地阴寒之气，故性微寒而能润肺，为肺热咳嗽之要药。

《千金方》用以熬膏入蜜，不时取服，可治三十年嗽病，后人加桑白皮、枇杷叶、二冬、贝母、紫菀、冬花、五味治一切虚嗽之属于热者，殊效。《纲目》谓：百部气温而不寒，寒嗽宜之，天冬性寒而不热，热嗽宜之。不知其何所见而云。然又味苦能杀虫，治传尸、骨蒸劳、疳积，杀蛔虫、寸白虫，一切树木蛀虫，熏之即死，杀虱。

苦参

坚阴泻火，燥湿杀虫，大苦大寒，祛风杀虫。

苦参能峻补阴气，久饮每致腰重者，因其气降而不升也，非伤肾也。

其治大风有功，况风热细疾乎？然昔有人因齿病用苦参擦牙，取其祛风气湿热、杀虫，治齿甚善。而久用以致腰痛，止之即痛除，又可见其气能伤肾也。

子午乃少阴君火对化，故苦参、黄柏之苦寒皆能补肾，盖取其苦燥湿、寒除热也。热生风，湿生虫，故又能治风杀虫。惟肾水弱而相火胜者用之相宜，若火衰精冷、真元不足及年老之人不可用也。

苦参大苦燥湿，大寒胜热，沉降入肾，治热痢血痢、肠风下血、尿赤黄疸，消痈解毒，治下部湿疮。又治梦遗滑精，同白术、牡蛎用。

子名鸦胆子，治休息痢及冷痢久泻，神效。集成至圣丹，用此子打碎，取其中之仁用桂圆肉包之，一包小儿三粒，大人七粒，紧包，空腹吞下，以饮食压之，使其真达邪之所在，俟大便行时，有白冻如鱼脑者，即冷积也。轻者一服即愈，重则再进一服必愈矣。如服后腹中虚痛者，用白芍、甘草各三钱，纸包水湿，火内煨熟，再煎汁服立止。

阿魏

消积杀虫，散痞秽。辛，平，消肉积。

阿魏辛平，入脾胃，消肉积，杀细虫，去臭气，治心腹冷痛、疟痢。世人治疟多用常山、砒霜等毒物，不知阿魏平易无害且有效。方用阿魏、丹砂各一两，研匀，米糊丸皂子大，每空心服一丸即愈。此方治疟以无根水下，治痢以黄连木香汤下。疟痢多起于积滞故耳。

人之气血闻香则顺，闻臭则逆，虚人虽有痞积，当先养胃气，胃强则坚积自磨而消矣，不宜用此臭烈，更伤胃气也。

雄黄

解毒杀虫，辛苦温，能化血为水。

雄黄乃治疮、解毒、杀虫之要药也。能入肝经气分，搜肝散风，故惊痫痰涎，能劫痰毒。

头痛、眩晕诸病用之有殊功。

治暑疟泻痢。昔有人冒暑泻痢连月，梦至仙居，延之坐，壁有词云：暑毒在脾，湿气连脚，不泻则痢，不痢则疟，独炼雄黄蒸饼和药，甘草作汤，食之安乐，别作治疗，医家大错。如方服之而愈。

又能化血为水。经来房事相撞者，俗名撞红病，用真明雄黄（水飞净）三钱，好黄酒冲服，一次即愈。

转女为男。妇人觉有孕，以雄黄一两，绛袋盛之养胎，取阳精之全于地产也。

阴肿如斗，痛不可忍，雄黄、矾石各二两，甘草一尺，水煮汤浸之。

治筋肉化虫。有虫如蟹，走于皮下，作声如小儿啼，为筋肉之化，雄黄、雷丸各一两，为末，掺猪肉上炙热，吃尽自安。

辟邪，制蛇，佩之则邪不近、蛇远避也。

明矾

燥湿杀虫，解毒止血，酸咸而寒，性涩而收。

其用有四：吐利风热痰涎，取其酸苦涌泄，一也；治诸血痛、脱肛、阴挺、疮疡，取其酸涩而收，二也；治痰饮泻痢、崩带风眼，取其收而燥湿除风，三也；治喉痹痈、蛊蛇伤，取其解毒，四也。

外用止血定痛，解毒杀虫，止痒收湿，蚀恶肉，生好肉。

内服追涎化痰，澄清降浊，能除痼热在骨髓，故坚骨齿。以髓为热所劫则空，故骨痿而齿浮也。

蜡矾丸，治一切痈疽发背恶疮，不但止痛生肌，能防毒气内攻，护膜止泻，托里化脓之功甚大，疡科之至宝也。

石灰

坚肌肉,杀疮虫,燥湿止血。辛,温。

石灰止血神品也,但不可着水,着水即烂肉。与盐同用有腐蚀性,又能弥补疮口,凝固血液,故用作腐蚀及止血药。

能散血定痛,生肌止血,火毒已出之顽疮,脓水淋漓,敛疮口尤妙。

轻粉

杀虫治疮,劫痰消积,辛冷而燥,善入经络,故瘰疬可治。

本品外用有直接扑灭细菌及寄生虫之功,且于局部无刺激性,内服能激肠之蠕动增速及分泌加多,故有通便之功。且在内与绦虫、姜片虫相遇,略有扑灭而驱出之功,若佐以杀虫剂则效尤著。

温燥有毒,升也浮也,黄连、土茯苓、陈酱、黑铅、铁浆可制其毒。

此药轻飞灵变,化纯阴为燥烈,其性走而不守,善入经络,劫痰涎,消积滞,故水肿、风痰、湿热、毒疮被劫,涎从齿龈而出,邪郁为之暂开,而疾因亦愈。

若服之过剂或不得法,则毒窜经络筋骨,痰涎既去,血液耗亡,其害遂不可胜言矣,可不慎乎!

本品于小儿有谓无胎毒者不可轻服,以其下痰涎而损心气也,有谓有胎毒者宜预解之,以胎毒内蓄每致发惊,宜三日之内与黄连以祛热,轻粉以解毒,又与人参朱砂蜜汤,清解心肺,积毒既去,可免此患。二说各有所见也。

水银

杀虫治疮。辛，寒。

乃至阴之精，禀沉着之性，得凡火煅炼则飞腾灵变，得人之熏蒸则入骨钻筋，绝阳蚀脑，阴毒之物无似之者。

人患疮疥多以水银涂之，其性滑重能直入肉，宜谨之。

头疮切不可用，恐入经络必缓筋骨，入耳能食人脑至尽，入肉能令百节挛缩，诸药不治也。虽然，而其治病之功有不可掩者，同黑铅结砂则镇坠痰涎，同硫黄结砂则拯救危病。此乃应变之兵在用者，能得肯綮而执其枢机耳。

水银近男阳则阳痿无气，惟以赤金系患处，水银自出，以水银泻地无孔不入，惟金能引之使出耳。

治梅毒有杀菌消炎之功。

堕胎绝孕。

砒霜

杀虫治疮，劫痰截疟。苦、辛、酸，大热。

砒乃大热大毒之药，而砒霜之毒尤烈，此物不入汤饮，惟入丹丸。

凡疟痰及齁喘，用此真有劫病立地之效，但须冷水吞之，绝饮食，静卧一日或一夜，并不作吐，少物引发即作吐也。

其燥烈纯热之性与烧酒、焰硝同气，寒疾湿痰被其劫而怫郁顿开故也。

此药亦只宜于山野藜藿之人，若膏粱嗜酒者非所宜也。

一妇病心痛数年不愈，一医用此半分，茶末一分，白汤调下，吐瘀血一块而愈。其得《日华子》"治妇人血气心痛"之旨者乎？

痰喘蜗齁凡天雨便发，坐卧不得，饮食不进，乃肺窍久积冷痰，遇阴气触动则发也，用江西淡豆豉一两，蒸捣如泥，入砒霜末一钱，枯白矾三钱，丸绿豆大，每用冷茶冷水送下七丸，甚者九丸，小儿五丸，忌食热物。

信石有大毒，服之令胃热剧，骤生大炎，甚至溃烂而死，至痛至苦。然少用些微入药，则大有功力。

信石水母做法：用上等信石一钱二分，加盐二钱，雨水一斤，微火熬至十二两，碱与信石融合，雨俱不见，是为信石水母。每用信石水母一两，加清水十二两，每服一两，日服二三次，计服每一两雨水中仅有信石十二分厘之一耳。此水治发寒热疟证，大有效验，并能治皮病各种癣。

此药人服至一钱许即死，生者能解热毒。烧霜则异常毒烈，今人多用治疟，切宜慎之。

露蜂房

祛风杀虫。甘、咸，平。

此阳明药也，外科齿科及他病用之者，亦取其以毒攻毒兼杀虫之意耳。

附骨疽不破，附骨成脓，故名。不知者误作贼风治，不知贼风与附骨疽本自不同。附骨疽痛处必发热，四肢乍寒乍热，小便赤，大便秘，却无汗，治之之法，只需泄热发散，其毒自消。若贼风则其病处不热，亦不发寒热，但觉身冷欲得热，熨则稍宽，并时有汗，此宜风药以治之。苏恭治附骨疽，以蜂房、蛇皮、乱发烧灰，酒服方寸匕，良方也。

（三）水积

甘遂

行水，苦、甘，寒。

大泻经隧水湿，直达水气结处，以攻决为用。

大戟

行水，苦，寒。

大泻六腑水饮。

芫花

行水，苦，温。

大泻五脏水饮，专去水饮痰癖。

商陆

行水，辛，平。

大泻脏腑水饮。

胃为水谷之海，五脏六腑之源。脾不能散胃之水精于肺而病于中，肺不能通胃之水道于膀胱而病于上，肾不能司胃之关时其蓄泄而病于下，以致积水浸淫，无所底止。水者，脾、肺、肾所主，有十二经之部，分上头面、中四肢、下腰脚、外皮肤、中肌肉。脉有寸尺之殊、浮沉之别。不可轻泻，当知病在何经何脏，方可用之。

水病当以健脾为主，使脾实而气运则水自行也。

甘遂乃泻水圣药，与商陆、大戟、芫花异性同功，方家俱不常用。但商陆专除水肿，大戟泻脏腑水湿，甘遂行经隧水湿，芫花消伏饮痰癖，此其为用，又同中各有异处也。

破癖须用芫花，行水后即便养胃可也。

大戟得枣则不损脾，故仲景十枣汤以十枣辅大戟、芫花、甘遂以奏奇功。

饮有五，皆由内啜水浆，外受湿气，郁蓄而为留饮。芫花、大戟、甘遂逐水泻湿，能直达水饮窠囊隐僻之处，但可徐徐用之，取效甚捷，不可过剂，泄人元气。

商陆苦寒，其性下行，专于行水，方家治中满小便不利者，以赤根捣烂入麝香三分，贴于脐心，以帛束之，得小便利即肿消。又治湿水，以指画肉上随散不成纹者，用白商陆、香附子炒干，出火毒，以酒浸一夜，日干为末，每米饮下三钱。以大蒜同商陆煮汁服亦可。又赤商陆但可贴肿，服之杀人，痢血不止，见鬼神也。

痰涎为物，随气升降，无处不到，入心则迷而成癫，入肺则塞窍为咳喘背冷，入肝则胁痛干呕、寒热往来，入经络则麻痹疼痛，入筋骨则牵引隐痛，入皮肉则瘰疬痈肿。陈无择并以控涎丹主之，殊有奇效，此乃痰之本。痰之本，水也，湿也，得气与火则结为痰。大戟能泻脏腑水湿，甘遂能行经隧水湿，白芥子能散皮里膜外痰气，惟善用者能收奇功也。

商陆沉阴下行，治水肿胀满。夫肿属脾，胀属肝，肿则阳气犹行，如单胀而不肿者名蛊胀，为木横克土，难治。肿胀，朝宽暮急为血虚，暮宽朝急为气虚，朝暮俱急为气血两虚。肿胀由心腹及四肢者吉，由四肢而入心腹者危。男自下而上，女自上而下皆难治，俗所谓男怕穿靴、女怕戴帽是也。

仲景治太阳证表未解，心下有水气而咳、干呕、发热或喘或利者，小青龙汤主之，散表邪使水从汗出，《内经》所谓"开鬼门"也。又表已解，头痛有时，汗出恶寒，心下有水，干呕，痛引两胁，或喘或咳者，十枣汤主之，此逐里邪，使水从二便出，《内经》所谓"洁净府""逐陈莝"也。

仲景治心下留饮与甘草同用，取其相反以立功。有治水肿及肿毒者，以甘遂末敷肿处，浓煎甘草汁服之，其肿立消，二物虽相反，而感应如此其神。

莞花

行水，苦，寒。

大泻里结水湿，为行水破积之品。

此药行水破积，能荡涤胸中留癖，破癥瘕积聚。与芫花比，芫花性温，多有达表行水之力。莞花性寒，多有入里走泄之能。

牵牛

辛，热，大泻气分湿热。

此药有黑白二种，黑者属水而力速，白者属金而力缓。辛热属火善走，入肺经，泻气分湿热，达右肾命门，走精隧，通下焦郁遏及大肠风秘气秘，利大小便，逐水消痰，杀虫堕胎，治水肿喘满、痃癖气块。凡气虚及湿热在血分者均忌。

有谓本品苦寒者，误矣。其味辛辣，久嚼猛烈雄壮，所谓苦寒安在哉？乃泄气之药，比诸辛药泄气尤甚。

若湿从下受，下焦主血，血中之湿宜苦寒之味，而反用辛热之药泄上焦之气，是血病泻气，使气血俱损也。

以气药引则入气，以大黄引则入血，利大肠、下水积。白者泻气分湿热，上攻喘满破血中之气。

治水气在脾，喘满肿胀，下焦郁遏，腰背胀重，及大肠风秘气秘卓有殊功。东垣治脾湿太过，通身浮肿，喘不得卧，腹胀如鼓。海金沙散亦用之为君。

一人酒色过度，病二便闭，肿痛呻吟，用通利药不效。时珍用川楝、茴香、穿山甲等，倍加本品，三服而通，盖缘湿热之邪在精道，壅塞不在大肠、膀胱之故，此走精隧之实验也。

又一妇肠结三十余年，其人体肥，膏粱而多郁，吐酸痰乃宽，盖三焦气滞有升无降，津液皆化为痰，不能下润肠腑，非血燥也。润剂留滞，硝黄入血不能入气，故治之无效，用此为末，皂角膏丸，才服便通。

续随子

下水破血。辛，温。

此药下水最速，然有毒，损人，不可多用。

此药与大戟、甘遂、泽漆茎叶相似，主治亦同，其功皆长于利水，用之得当，亦要药也。

治水停肿胀，血结月闭。治水气肿胀，用此子一两，去壳研压，去油，再研，分作七服，每治一人用一服，五更酒服，当下利，至晓肿胀全消，忌盐、醋一百日。

又为下痰饮之良品。

葶苈子

泻肺行水，下气定喘。辛、苦，大寒。

此药有甜苦二种，甜者下泻之性缓，虽泻肺而不伤胃，苦者下泻之性急，既泻肺而易伤胃，故宜大枣辅之，然肺中水气膹满急迫者非此不能除。

《淮南子》云：大戟去水，葶苈愈胀，用之不节，乃反成病，故水去则宜止也。此药既泻水又通经，《十剂》云泻可去闭，葶苈、大黄之类是也。大黄泻阴分血闭，葶苈泻阳分气闭。

仲景有葶苈大枣泻肺汤，治肺气喘急不得卧。讱庵曰：辅以大枣，补土所以制水也。大泻肺经水气，使从小便而出。

泽漆

通便利水，消肿逐痰。苦，微寒。

此药利水功同大戟，或云即大戟苗也。治大腹水气，四肢面目浮肿，水蛊脚气，有效。

川椒目

行水道，消肿胀。苦，寒。

椒气下达，故椒目能治肾虚耳鸣。用巴豆、菖蒲同研细，以松脂、黄蜡熔和为挺，纳耳内，治肾气虚，耳中如风水鸣，或如打钟磬之声，卒暴聋者，一日一易，神验。

治眼生黑花，年久不可治者，用此炒一两，苍术炒一两，为末，醋糊丸，梧子大，每服二十丸，醋汤下。

椒目治盗汗有功，微炒研细，用五分，以生猪上唇煎汤，睡时调服，无不效，以其能行水，又治水盅也。

诸喘不止用此，炒研二钱，白汤调服。椒目下达，能行尿道，不行谷道，所以能下水祛湿，定喘消盅也。

痔漏肿痛，用此一撮，研细末，空心水服三钱，其效如神。

蝼蛄

功拔水气，消除臃肿，咸寒利尿。

此虫治水甚效，但其性急，虚人戒之。

此虫自腰以前甚涩，能止大小便；自腰以后甚利，能下大小便。

方家治石淋，导水用此七枚，盐二两，新瓦上铺盖，焙干研末，每温酒服一钱匕即愈。

（四）痰积

青礞石

坠痰治惊，平肝破积。甘、咸，平。

本品体重沉坠，色青入肝，故能平肝下气，消痰破积，为治顽痰癖结之神药。

痰着礞即化为水，此乃治惊利痰之圣药也。吐痰在水上，以其末掺之，痰即随水而下，则其沉坠之性可知。然止可用之救急，气弱脾虚者不宜久服。

其功能利痰而性非胃家所好，如慢惊之类皆宜佐以木香。滚痰丸通治痰病者，以此石重坠，硝性疏快，使痰积通利，而诸症自除也。但痰有虚实二因，虚痰切不可用。昔一老人忽病目盲，乃大虚证，一医与此药，服至夜乃死，盖虚虚之过也。

大抵实痰胶固稠黏，咯咳难出者用之，豁痰利窍，除热泄结，的有桴鼓相应之效也。

此石必煅过，性始能发，能坠痰。

密陀僧

镇惊劫痰消积。辛，平。

此药重坠沉降，直走下焦，故能坠痰、止吐、消积，定惊痫，治疟痢，止消渴，疗疮肿。

惊气入心络，暗不能言语者，用此末一匕，茶调服即愈，以其平肝而去怯也。此药大可外敷，不可内服也（外敷去面上黚黯有效）。

瓦楞子

散血块，消痰癖。甘、咸，平。

此药咸走血而软坚，故能散血块，消痰积。

瓦楞子为软坚散结之品，消痰之功最大，凡膈痰病用之如神也。

浮海石

消老痰结核，清肺金降火。甘、咸，平。

本品咸软坚，寒润下，色白体轻，入肺，清其上源而下流自畅，故既止嗽止渴，又能通淋也。

其化上焦老痰，消瘿瘤结核者，盖软坚之效也。

肝属火，当浮而反沉，肺属金，当沉而反浮者，肝实而肺虚也，故石入水则沉，而南海有浮水之石，木入水则浮，而南海有沉水之香，其异如此。

咳嗽不止，浮海石为末，汤服或蜜丸服。

海蛤粉

清热化痰，软坚散结。咸，寒。

此药能降、能消、能软、能燥。寒制火而咸润下，故能降焉，寒散热而咸走血，故能消焉。坚者软之，以咸取其属水而性润也。湿者燥之，以渗取其经火化而利小便也。

诸痰皆火气上炎煎熬津液而成，得此软坚润下，故痰消。脾胃虚寒者忌。

海藻

除热化痰，软坚润下。苦、咸，寒。软老痰，消宿饮，利尿。

本品苦能泄结，咸能软坚，寒能涤热，消瘰疬、结核、瘿瘤之积聚，及痰饮脚气、水肿之湿热。

此能起男子阴，消男子癀疾，宜常食之。南方人多食，北方人效之，倍生诸疾，更不宜矣。

治瘿瘤马刀，散肿溃坚疡，海藻、甘草两用之，盖坚积之病，非平和之药所能取效，必令反夺以成其功也。

本品软坚利水，荣卫不调，外为浮肿，随各引经药用之，肿无不消。

昆布

消瘿瘤水肿，破积聚痰结。咸、寒，滑。

咸能软坚，故瘿坚如石者，非此不除。与海藻同功，而性更雄，多服令人瘦削。

昆布消坚，诚为要品。

沈氏曾用此同茯苓、归身、白术、半夏、陈皮治梅核膈，二帖吐出血块如柿核大者二枚，觉咽喉之上甚空快。食稍下，又加人参服二帖，吐出一物如小樱桃大，极坚硬，打之不碎，又用人参、茯苓、白术、山药、归身、白芍，四帖而愈。

（五）血积

三棱

泻气破血消积。苦，平。

能破血中之气，此乃肝经血分药也。

破血消积，泻气散结，为破血中之气药，亦能通肝经聚血，散一切血瘀气结、老块坚积，消肿止痛，通乳堕胎，功近香附而力峻，故不可久服。且化积必借气运，专用克伐，气愈不运，积安得去？须辅以健脾补气药为要。

三棱、莪术治积块疮硬者，坚者削之也。

蓬莪术

破血瘀，散气结，治癥瘕，疗疝癖。苦、辛，温。

此药与三棱同功，故每并用，但三棱破血中之气，以血为主，此则破气中之血，以气为主也，亦能通肝经之聚血。

此治积聚诸气之要药也，与三棱同用良，妇人方中亦多使。治五积不宜专用下药，恐损真气，宜于破血行气药中加补脾胃药，气旺方能磨积，正旺则邪自消也。故东垣五积方用三棱、莪术，皆兼人参赞助成功。

此药入气分而破血，若欲其入血分，醋磨或酒磨用之。

花蕊石

化瘀止血。酸、涩，平。能化瘀血为水。

此石止金疮血，其效如神。人有仓促中金刃伤，不及疗治者，但刮细末敷之亦效。

吐血诸症，多因于火炎迫血以上行，如斯药，性非宜，是确论也。然有血证不尽因于阴虚者，则此味又为中的之剂矣。盖不属阴虚而患于血逆者，应有瘀证，有瘀证而以化为止，是亦奇效也。

下死胎胞衣及治产后恶血、血晕均效，以恶血化而胞胎无阻也。

刘寄奴

破血止血。苦，温。通行走散，专入血分。

本品下血止痛，治产后余疾，以其下血迅速也。又止金疮血极效。

治血气胀满，用此为末，酒服三钱即消，此破血之仙药也。

又风入疮口肿痛，为末掺之即止。

宋高祖刘裕，小字寄奴，微时伐荻新州，遇一大蛇，射之。明日往，闻杵臼声，寻之见童子数人皆青衣，于榛林中捣药。问其故，答曰：我主为刘寄奴所射，今合药傅之。裕曰：神何不杀之？曰：寄奴王者，不可杀也。裕叱之，童子皆散，乃收药而返。每遇金疮，敷之即愈。人以此故，无以名之，乃名曰刘寄奴草耳。

王不留行

行血消痈疽，催生下乳汁。苦平而甘。

其性行而不住，虽有王命不能留行，故得此名。能走血分通血脉，乃阳明、冲、任之药。气盛血滞者可暂用以行之，否则宜慎。外用止金疮血。

本品最能通乳，俗云：穿山甲与王不留，妇人服了乳长流。可见其性行而不住也。

一妇人患淋，卧久，诸药不效。其夫夜告执中，用本品十余叶煎汤，令服，明早来云：病去八分矣。再服而愈。

根、苗、花、子通用。

穿山甲

通经络，溃痈疽。咸，微寒。

穿山甲入厥阴、阳明经，为行气破血、宣通经络之品，故通经下乳，疮科为要药。盖此物穴山而居，寓水而食，出阴入阳，能窜经络达于病所故也。

凡风湿冷痹之证，因水湿所致浑身上下强直不能屈伸、痛不可忍者，于五积散中加此甲七片，病在某处，甲亦用某处，炮熟，同全蝎炒十一个，葱姜同水煎，入无灰酒一匙，热服，取汗避风，甚良。

风疟须用。尾甲力胜。

水蛭

破瘀结，通月经。咸苦，平。

水蛭咸走血，苦胜血，用以除蓄血，乃肝经血分药，故能去肝经聚血，治女子月闭欲成干血劳。

丹肿肿毒初生，用以咂患处毒血，有功。

夫水蛭、虻虫皆破逐瘀血，治血瘀发病之恶药。而水蛭入腹，煅之若尚存性，仍能变为水蛭，咂人肠脏。破血消瘀之品甚多，尽堪选用，奚必用此难制之物，戒之可也。如犯之，以黄泥做丸吞之，或以田泥调水，饮数杯，或以羊牛热血同猪脂饮之，必下也。

虻虫

破血泄结。苦，微寒。

本品攻血，遍行经络，堕胎在须臾之间。

色青入肝，专喙牛马之血，仲景因以逐血，因其性而用之也。

血结不行者以苦攻之，故治蓄血古方多用，今人稀使，以有毒也。

䗪虫

破血瘀，消坚癖。咸，寒。

此虫专去血积，搜剔极周，主折伤，补接至妙。煎合而木舌冰消，水服而乳浆立至。

仲景鳖甲煎丸用之，殆病疟日久，结成癥瘕，须其破积也。

大黄䗪虫丸用之，治虚劳腹满，内有干血。

下瘀血汤用之，治产后腹痛，内有瘀血。

土瓜根散用之，治经水不利，少腹满痛，皆取其下血也。

䗪虫与蔗虫异，勿误。蔗虫，甘而微寒，为发痘行浆、托痛清毒之妙品，且能化痰，清酒热而醒酒，和中利小便。又士雄云：味极甘美，性凉解热毒，助痘浆，可与兰虫并敷。

斑蝥

攻毒通淋，溃肉，堕胎。辛，寒。

本品外用蚀死肌，敷疥癣恶疮，内用破石淋，拔瘰疬疔肿。

瘰疬之毒莫不有根，大抵治以斑蝥、地胆为主，制度如法，能使其根从小便出，如粉片，如血块、烂肉，此其验也。以木通、滑石、灯心等引之，本品专走下焦，直至精溺之处，能下败物，痛不可当。

能下制犬毒，此九死一生之候。急用斑蝥七枚，去头足，糯米同炒黄，为末，酒煎空心服，取下小狗三四十只，如数少未尽，再服。

又方，糯米一勺，斑蝥二十一只，分三次炒至青烟为止。去蝥，取米为粉，冷水入清油少许，空心下，取利下毒物，如不下，再进，以利为止。愈后忌闻钟鼓音，复发则不治也。服之肚疼急者，用靛汁或黄连水解其毒。

十一、补门

（一）益气助阳

人参

大补元气，生阴血，泻虚火。甘、微苦，微寒，一作微温。

人参种类繁多，辨认为难。此参农、参商之过也。大概可分三种，即山参、移参、养参是也。山参系山中自然生成者，又分为老山、大山两种。老山为年代在数百者，因其历年愈久，性愈温和，其精力亦足，以其吸天空清静之气，深受地脉英灵之质厚，故能补将绝之元气，为无上佳品，最难得也。大山为年代在数十者，气质较薄，精力亦弱，治疗虽同，功效当大逊也。移参系仍自然生成之参苗，再行移植培养者，功力更减。养参系以参籽播种而成者，功力之差，当难与山生者同语，即与移生者较，亦不啻天壤也。然而种类虽繁大，要以色光、体圆、质熟、肉湛四项兼者为上，且老山、大山等参，芦头与须之旁天然长成珠结，一年一结，芦长二三寸，细验即知其年限，无论做伪者如何精巧，其珠结必难，假造更不能续接也，即斯一法可以辨参之真伪矣。

人参生于极湿润之处，故禀性属阴。不若其他植物多生于阳处而喜受日光借以生发，独参见日即烂，故多生于深山密林之中，赖湿润以生长，且产野参之处其树色鲜秀，枝叶坚茂，盖其土质特异也。

人参大补元气，添精神，生津液，久病元虚将脱者必用。病后欲求恢复元气者常服之。入胃后能助胃之消化力，一部分与胃酸化合而含水素，与类似葡萄糖之糖质至小肠始被吸收而入血中，能促进血液之进行，助长血球之产生，使精神振兴，体力强健。故人参之主要效能为强壮剂，专治心脏衰弱及神经衰弱、消化不良症，为惟一补剂，于神经衰弱之头痛、眩晕尤有特效，但久用则呈头痛、头重等脑充血及便秘、胃呆之症状。

人参大补元气，气旺则血脉自通，痰水自化，坚积自消，胀满自除，喘促自止，虚汗自收，寒痛自愈矣。

参、芪、甘草，退火之圣药，盖人烦劳则虚而生热，得甘温以益元气而虚热自退，故曰泻虚火也。

大补肺气，肺气旺，则四脏之气皆旺，精自充而形自盛也。又古方血脱者益气，盖血不自生，须阳气生则阴血生也。并外科阴毒痈疽出脓后收口，其效尤神，掺药用之亦效。

离魂病卧则身外有身，一样无别，盖卧则魂归于肝，此由肝虚邪袭，魂不归舍，奇疾方用龙齿、赤苓、朱砂各一钱，临睡煎服，三服愈。

气虚甚者，浓煎独参汤进之，夹寒者，稍加附子。

凡失血不止，人参和童便服即止，因相恶而效更奇也。

人参功能在诸药之上，但能闭气，凡病有火热而气郁者禁用。

附：

人参子

峻补元气，返人魂魄，尤能健脾，发痘行浆。凡痘不能起发、分标、行浆者，药内加参子，后日无痒塌之患。

人参条

乃生芦上之横条，得参之余气，其力甚薄，止可调理常病。性能横行手臂，凡指臂无力者，服之甚效。又能生津止渴。

人参须

性同参条而力薄，专下行，若久痢滑精，崩中下血，用之每致加甚，以其味苦降泄也。治脚疮湿烂，同芽茶等分研末，掺之。

人参叶

清香微甘，清肺生津止渴，力能行于皮毛，性带表散，养胃阴，祛暑气，降虚火。若用以代茶，为醉后解醒第一。

人参芦

为涌吐虚劳痰饮药，凡人弱有病宜吐者，用此可代瓜蒂。

一妇人因怒而病，呃作则举身跳动，昏不知人，乃痰因怒郁气不得降，用此半两，逆流水煎之使服，大吐顽痰数碗，大汗昏睡而安。

一人作劳发疟，服药变为热病，舌短痰嗽，六脉洪数而滑，此痰蓄胸中也，以此汤加竹沥，涌出顽痰三块，次与参、芪、当归而安。

太子参

大补元气，其力不下人参、珠儿参，功同西洋参、土人参，功同沙参而性善下降，凡有升无降之证，用之每见奇效也。

党参

补中益气，生津解渴。甘，平。为调补最稳之品。

本品种类甚多，大概以山西潞安等处产者为佳。其大山党参乃产于北方大清山野者最佳，奈产量极少，殊难得也。野党参乃山野自生者，亦有年历数十者，亦佳品也，大要以皮纹细横，肉白柔润，头小于身，气带清香，味甜鲜洁者为佳。

党参以净软壮实，味甘者佳。嫩而支小者名上党参，老而大者名防党参，味甘性平，治肺虚，能益肺气。

防风党参，皮色黄而横纹有似防风，故名。又呼狮头参，因芦头大而圆凸也。功用可代人参，补中益气，和脾胃，除烦恼，解渴，中气微虚，用以调补，甚为平安也。

凡使有用土炒者，有用米炒者，概因土气入脾之义。并可去参内之油质也。

采野党参，欲知其历年多少，须数其近芦处之皱纹，有两层者必经一年，余类推之。

黄芪

补气固表，生亦泻火，生阴血。甘，微温。又为外科托疮生肌药。

生用固表，无汗能发，有汗能止，温分肉，充腠理，补肺气，泻阴火，解肌热；炙用补中，益元气，温三焦，壮脾胃，生血，生肌，排脓，内托疮痈之圣药也。痘症不起，阳虚无热者亦宜之。

凡用此托疮，如阳痈托毒化脓及体虚痘疮凹陷皆宜用生，如阴疽补托转阳宜用炙，并须山西太原产之上芪方可立效，否则，不徒无益而反有害也。

凡痈疮毒气化则成脓，补气故能内托，若不能成脓死不治，毒盛而元衰也，痘亦然。

黄芪，治气虚盗汗、自汗、肤痛，是走表之药；治诸血，壮脾胃，是中州之药；治伤寒尺脉不至，补肾中元气，是里药。乃上、中、下、内、外、三焦之药也。又大止阳虚自汗，若表虚有邪发汗不出者，服此又能发汗。虚而客热，用出白水者凉补之；虚而客冷，用出陇西者温补之。

补肾虚者，气为水母也；止崩带者，气旺则无陷下之忧也。

补气药多，补血药亦从而补气；补血药多，补气药亦从而补血。益气汤，虽用当归，因势寡，功被参、芪所据；补血汤，黄芪数倍于当归，亦从当归所引而补血（毕竟，气能生血而血不能生气）。气药多而云补血者，气能补血，又有当归为引也。

凡使此补中则蜜炙，达表则生用或酒炒，欲其稍降，则盐水炒。此药极滞胃口，胸中不宽者，切勿用。有实邪者均忌。

形如箭杆者佳，绵软而嫩，切断有菊花纹，并如金井玉栏也，惟山西绵山出者为上。

於白术

补脾，益气，生血。甘，温。乃产于浙江於潜县者，故名。

甘补脾，温和中，补气生血，无汗能发，有汗能止。开胃补脾，则能进饮食，去劳倦，止肌热，化癥癖，和中。能已呕吐，定痛，安胎，燥湿，利小便，生津液，止泄泻。化胃经痰水，理心下急满，利腰脐血结，祛周身湿痹。

凡下焦阴气不脱，上焦阳气骤脱者，无力用参，重用於术，大能起死回生，用糯米泔浸，陈壁土炒或蜜水炒，人乳拌用。炒黄不宜焦，焦则无力矣。熬膏更良。

治久疟不愈，用於白术一两，老姜一两，水煎，发日五更温服即止，重者二服，永不发矣。

凤头鹤颈，皮细带黄，切开朱砂点，猩红如洒血。

石硫黄

补真火而疏利大肠，兼杀虫，治疮。酸，大热。

此药禀纯阳之精，赋大热之性，能补命门真火不足，且其性虽热，而疏利大肠，又与燥涩者不同（热药多秘，唯此暖而能通），盖亦救危之妙药也。

凡人之身有真火焉，寄于命门，行于三焦，出于肝胆，听命于心，所以温养百骸，调和脏腑，通利九窍者也，为万物之父。故曰：天非此火不能生物，人非此火不能有生，此火一熄，犹万物无父，故其肉衰而瘠，血衰而枯，骨衰而齿落，筋衰而肢软，气衰而言微矣。

硫黄，火之精也，故能补火而破邪归正，返滞还清，消阴回阳，有化魄生魂之功。且诸热药皆燥，惟硫黄热而不燥，与诸凉药皆滞，惟黄连凉而不滞者相类。人有真阳虚衰，桂、附所不能补者，非硫黄不能补之，今人以为燥毒，弃而不用，不知硫黄性虽燥而疏利，与燥涩者不同，且硝与黄一阴一阳，皆同类之物，今人但知用芒硝而不敢用硫黄何？今人之不逮古人耶。

硫黄一味，道家尊为金液，以其为火之精，性禀纯阳。《丹经》云：阴气一分不尽不仙。故以此炼绝阴丹，服之以破除阴气。此道家烧炼之方，非寻常可服之药，尝见妄想长生者服之日久，无不腹胀面青，肠胃崩裂而死，可不戒哉！然遇沉寒冷积及寒疫阴厥猝急之时，当病投之，功效大而且速，又非寻常温通之药所能及也。

天生硫黄其力尤大。

补骨脂

补命火，纳肾气。辛，大温。

入心包、命门，补相火以通君火，暖丹田，壮元阳，缩小便，治遗尿，疗虚寒喘嗽，腰膝酸痛，肾冷精流，火虚泄泻。盖命门火虚，不能熏蒸脾胃，脾胃虚寒，迟于运化，至饮食减少，腹胀肠鸣，呕吐泄泻，如鼎釜之下无火，物终不熟，故补命门相火以生土，而脾胃虚寒自除也。

男子以精为主，女子以血为主。妇人血气衰，亦犹男子阳衰肾冷，而为血脱气陷之病，同乎男子之肾冷精流也。本品皆主之。

本品属火，收敛神明，能使心包之火与命门之火相通，故元阳坚固，骨髓充实，涩以止脱也。

胡桃属木，润燥养血，血属阴恶燥，故油以润之，佐本品有木火相生之妙。

堕胎。

益智仁

暖肾，缩小便，温脾止泻。辛，温。

此本脾药，兼入心、肾，主君、相火，补心气、命门之不足，能涩精固气，又能开发郁结，使气宣通，温中进食，摄唾涎，缩小便，治客寒犯胃，冷气腹痛，呕吐，泄泻，泄精，崩带。

心者脾之母，进食不止于和脾，火能生土，当使心药入脾胃，药中庶机相得，故古人进食药中，多用益智，土中益火也。

夜多小便者，用二十四枚，碎，入盐同煎服，有奇验。

佐人参、茯苓、陈皮、车前子，止涎秽，立效。

腹胀忽泻，日夜不止，百药不效，此气脱也，用此二两，浓煎服之，立愈。

一人忽得吐血不止，气厥惊颤，狂躁直视，至深夜欲破户而出，如是两夕，诸方不效，梦神授一方，用本品一两，生丹砂二钱，青皮五钱，麝香一钱，共研细末，每服一钱，空心灯心汤下，一料而愈。

腽肭脐

补阳固精。咸，大热。

此即海狗肾也，乃咸热之品，本入命门补火，脾家所快者。腽，热也，故亦入之。助阳之功，独甲群剂。

治脐腹积冷精衰、脾肾劳极有功。

治阴痿精寒者，固精壮阳也。治鬼交尸疰者，以阳虚而阴邪侵之，阳壮则阴邪自辟也。

腽肭脐丸，治诸虚劳损，今之滋补药中多用之，精不足者补之以味也。大抵与肉苁蓉、锁阳之功相近。

雄蚕蛾

固精强阳。咸，温。

本品最强阴道，令人交接不倦，又止精。此物性淫，出茧即媾，至枯槁乃已，故强精益阴用之。

阳起石

补肾阳，治阴痿。咸，温。

此乃右肾命门药也，治阴痿，精乏，子宫虚冷，腰脚冷，脾水肿，癥瘕，下焦虚寒者宜用之。

治男子、妇人下部虚冷，肾气乏绝，子脏久寒者，须水飞研用。凡石药冷热皆有毒，宜斟酌。

喉痹，相火急速之病也。一男子病缠喉风肿，药不能下，以凉药灌入鼻中，下十余行。外以此石烧赤，伏龙肝等分，研极细末，日以新汲水调扫百遍，三日热退肿消。此从合之道也。

治茎中寒，阴下湿，为末，盐酒汤下二钱，甚效。

桑螵蛸为之使。

钟乳石

助阳温肺化痰。甘，温。

此乃阳明气分药也，木石之精，强阴益阳，通百节，利九窍，补虚劳，下乳汁。其气剽悍，令阳气暴充，饮食增进。昧者得此，肆淫，发为痈、疽、淋、浊，岂此石之罪耶？大抵命门火衰者，可暂用之，否则，便有害矣。然有禀赋异常之人，又不可执一而论。昔有人多侍妾，常饵砂母钟乳，日夜煎炼以济其欲。其妾父苦寒泄，不思食，求丹十粒服之，即觉脐腹如火，少焉狂躁，遍身发紫泡，数日而死。而其服饵千计，了无病恼，异哉！又一人，性豪侈而禀赋异于人，才睡即身冷而僵如死，常服仙茅、钟乳、硫黄，莫知纪极，每晨以钟乳粉入粥食之。有仆窃食，遂发疽死。此与终身服附子无恙者同一例也。

医之为术，苟非得之于心，未见能臻其妙也。如服钟乳当忌术，术能动钟乳也。然有药势不能蒸，须要其动而激发者，正如火少必借风鼓之而后发，火盛则鼓之反为害，此自然之理也，凡服诸药皆宜仿此。

钟乳石剽悍之剂。《内经》云：石药之气悍。仁哉言也！凡药气之偏者，可用于暂而不可久，夫石药又偏之甚者也。奈何妄想长生者，以石气质俱厚，相沿服饵，至死不悔，明眼人视之，能无心痛乎？

仙茅

补火暖精，散寒除痹。辛，热。

仙茅味辛，气大热，其为毒可知矣。虽能补命门，益阳道，助筋骨，除风痹，然而病因不同，寒热迥别，施之一误，祸如反掌，况世之人火旺致病者居多，火衰成疾者甚少，辛温大热之药，其可常与乎？大抵此药专于补火，惟精寒者宜之。

命门真阳之火即先天祖炁，天非此火不能生物，人非此火不能有生，故真火一衰，诸病杂出，惟此正入命门，补火之不足，则诸病自除也。且命门之系，上通于心，相火得补，则正气益自振摄矣。故仙茅久服长生，其味甘能养肉，辛能养肺，苦能养气，咸能养骨，滑能养肤，酸能养筋，宜和苦酒服，必效。此许仙言也。

蛤蚧

补肺肾，定喘嗽。咸，平。

昔人言补虚弱，人参、羊肉之属。蛤蚧补肺气，定喘止渴，功同人参，益阴血，助精扶羸，功同羊肉。近世治劳损弱，许叔微治消渴，皆用之，俱取其滋补也。刘纯云：气液衰，阴血竭者，宜用之。何大英云：定喘止嗽，莫佳于此。

本品治虚劳喘嗽，助阳益精，大有奇功。凡用，须令炙黄为末。口含少许，奔走不喘息者为真也。其药力在尾。此物见人捕之，必自咬断其尾，尾不全者不效。

房中术用之甚效，与郎君子、海马、海龙、虾之类有同功。

冬虫夏草

益肺肾，治劳嗽。甘温，平。

本品冬为虫、夏为草，亦物理之特异也。观其每当夏至则出土为草，冬至蛰土而化为虫，且严寒积雪中，恒行地上，可知其性禀纯阳，得气充足，能理诸虚百损者宜矣。且性甚和平，可以久任。

益肺肾，补精髓，止血化痰，治劳嗽、膈证。

鹿茸

补元阳，治虚劳，填精血，疗瘘躄。甘，温。

本品即鹿角之初生含血未成骨时，如草之嫩芽，故名。为峻补下元真阳之品。

纯阳之物，生精补髓，养血益阳，强筋健骨。

鹿一名斑龙，睡时以首向尾，善通督脉，是以多寿。头为六阳之会，茸角钟于鹿首，岂寻常含血之属所可拟哉？成都道士尝货斑龙丸，歌曰：尾闾不禁沧海竭，九转灵丹都漫说，惟有斑龙顶上珠，能补玉堂关下穴。

龟鹿皆灵而寿，龟首常藏向腹，能通任脉，故取其甲以补心、补肾、补血，以养阴也；鹿首常返向尾，能通督脉，故取其角以补命、补精，补以养阳也。

鹿角遇夏至阴生即解，禀纯阳之性，且不两月长至一二十斤，骨之速生无过于此者，故能峻补气血也。

鹿角生用则散热行血，消肿辟邪；熟用则益肾补虚，强精活血；炼霜熬膏则专用于滋补矣。

鹿性补阳益精，男子真元不足者宜之，不特茸、角、茎、胎入药，而全鹿丸合大剂参、芪、归、附，大壮元阳。其胎纯阳未散，宜为补天真、滋益少火之良剂，然须参、芪、河车等佐之又为得力。如平素虚寒，下元不足者，入六味丸中，为温补精血之要药，而无桂、附辛热伤阴之患。但慎勿误用麋胎，反伤天元阳气也。

鹿茸最难得不破又不出血者，盖其力尽在血中故也。

本品治头眩晕，甚则屋转、眼黑，或如物飞，或见一为二，用茸珠丸甚效，或用鹿茸亦效，无灰酒三盏，煎一盏，入麝香少许，温服之。盖茸生于头，以类相从也。

鹿精，取和鹿角霜一味，为丸，空心，盐、酒下，大起胎羸虚瘵危疾。

鹿茸又治痘疮干回，同人参用妙。

鹿角治梦与鬼交，以其能逐阴中邪气、恶气也。又乳发初起不治，杀人，以此磨浓汁涂之，并令人吮去黄水，随手即散，神效。

羊肉

补元阳，治虚羸。苦甘，大热。

羊肉有形之物，能补有形肌肉之气，故曰补可去弱，人参、羊肉之属。人参补气，羊肉补形，凡味同羊肉者，皆补血虚，盖阳生则阴长也。

仲景治寒疝，羊肉汤用之无不验者。一妇冬月生产，寒入子户，腹下痛不可按，此寒疝也，医欲投抵当汤，宗奭曰：非其治也。以羊肉汤而愈。

羊肝补肝，引入肝经，故专治肝经受邪之病，今羊肝丸治目有效可证。肝开窍于目，胆汁减则目暗。目者，肝之外候，胆之精华也，故诸肝皆治目病。

牛肉

安中补脾，益气止渴。甘，温。

倒仓法：用牡黄牛肉二十斤，洗净，煮糜去渣，滤取液，再熬成琥珀色收之。前一晚不食，次日空腹坐密室，取汁，每饮一盅，少时又饮，积数十盅，寒月温饮。如病在上则吐，在下则利，在中则吐而利，利后必渴，即饮己尿以涤余垢，饥倦先与米饮二日，与淡粥，次与厚粥、软饭，将养一月，沉疴悉除矣。须禁房事半年，牛肉五年。

丹溪曰：牛属土，脾胃药也，肠胃为积谷之室，故谓之仓倒者，推陈以致新也。此方甚奇，中年后行一二次亦却病延年之助也。夫牛肉补中，非吐下药，借补为泻，因泻为补，非奇方乎？

牛肉补气与黄芪同功。

鸡

补虚温中。甘，温。

鸡属巽，属木气，味甘温，温补不足，惟易动风，肝旺者忌。

黑雌鸡补产后虚劳。

妊妇宜食牡鸡，取阳精之全于天也。

凡产死多因富贵扰攘，致产妇惊乱故耳。若屏人静产，更烂煮牝鸡汁，煮粳米粥与食，自然无恙。鸡汁性滑而濡，不食其肉，恐难化也。

四五年老母鸡取汤煮粥食能固胎。

腹水癖水肿，以黄母鸡一只，如常治净，和赤小豆一升同煮粥饮，日二夜一。黄者属土，雌者坤象，味甘归脾，气温益胃，故所治皆脾胃之病也。

乌骨鸡

甘，平。补虚劳。

凡鸡属木。而骨黑者属水，得水木之精气，故能益肝肾，退热补虚。治劳虚，消渴，下痢，噤口（煮汁益胃），带下，崩中，肝肾血分之病。女科有乌鸡丸，治妇人百病，煮鸡至烂和药或并骨用之。鬼击卒死者，用此鸡冠血沥口中令咽，仍破此鸡，溻心下，冷乃弃之道旁，妙。

鸡卵

甘，平。镇心定惊，润肺宁嗽，益气补血，清咽开音止痢（醋煮治赤白痢），安胎利产。

卵白清风热，治肿毒。产后血晕身痉直，口目向上，牵急不知人，取此调荆芥末二钱服下即安，甚捷。乌鸡子尤良。

卵黄气味俱厚，阴中之阴，故能补形，昔人谓与阿胶同功，正此意也。其治呕逆诸疮，则取其除热杀虫而已。

鸡蛋油最能杀虫，诸疮破烂，痒不可忍，或不收口者搽之，大有神效。其法：用鸡蛋数个煮熟，剥去壳及蛋白，用黄干煎枯焦，以滚水半杯冲入，油浮水面，取出冷透用。若用黄五枚，以乱发相合于铁铫中，炭火熬之，初甚干，少顷即发焦乃有液出，取涂热疮，即以苦参末掺之，其效如神，方名乱发鸡子膏。

胞衣不下，吞卵黄二三枚，探吐，吐即下也。

年深哮喘，鸡子略敲损，浸尿缸中三四日，煮食，姜汁、竹沥汤送，能祛风热。

仲景黄连阿胶鸡子黄汤，治少阴病心中烦不得卧者，取其入心而除热养阴也。

鸡卵壳皮一名凤凰衣，治久咳气结，得麻黄、紫菀立效。

鸡肝治女人阴蚀疮，切片纳入，引虫出尽良。

又治风虚目暗。

淫羊藿

助阳益精。辛、香、甘，温。

本品治丈夫阳衰，女人阴衰无子，又丈夫久服令人无子者何也？盖本品甘温益阳，能补命门，故能治无子而使有子。然而久服则阳道旺而欲难节，频御女而精反耗，故又能令人无子也。

治茎中痛者，肝肾虚也，补益二经，痛自止矣。

牙齿虚痛，用此为粗末，煎汤频漱，大效。

一说谓羊为火畜，藿禀水气，羊食藿而性淫益甚，实阴平阳秘之理也。盖羊性喜淫乃其天赋，不必食此藿也，后人因羊食而淫，遂谓其性热助阳，误矣。此云其性寒者。

巴戟天

补阳益精，祛风除湿。甘、辛，微温。

巴戟天治阳虚之痿，淫羊藿治阴虚之痿。

五脏之劳，肾为之主，下气则火降，火降则水升，阴阳互宅，精神内守，故主肾气滋长，元阳益盛，而诸虚病自退也。其主诸风者，风阳邪，势多走上，巴戟助元阳而兼散邪，况真元得补，邪安所留此，所以祛大风邪气及头面游风，并一切风也。

本品入肾经血分，强阴益精。

紫河车

大补气血。甘、咸，温。

此物本人之血气所生，故能大补气血，治一切虚损劳极，恍惚失志，病由膀胱虚者尤宜用之。

此乃补阴阳两虚之药，以其形质会合男女坎离之气而成，如阴阳两虚者服之，有返本还原之功，诚为要药也。若阴虚精涸，水不制火者，则忌用之。

锁阳

补阳，滑肠。甘，温。

本品大补阴气，益精血，利大便，虚人大便燥结者，可代苁蓉煮粥。此药之功不外润燥养筋，治痿弱而已，与苁蓉相类。

强筋则能兴阳，故为专兴阳事之品。

大便泄泻，阳强易举者忌。

（二）滋阴养血

熟地黄

补益肝肾，滋养阴血。甘，微温。

熟地黄入足三阴经，滋肾水，封填骨髓，利血脉，补益真阴，聪耳明目，黑发乌须。

补脾阴，止久泻者，以肾司二便，久泻多属肾虚，且下多亡阴，自宜补肾，不可专责脾也。

治劳伤阴亏，干咳痰嗽者，以久病阴火上升，阴液生痰不生血，宜补血滋阴以制相火，其痰自除。故咳嗽阴亏者，地黄丸为要药，并能除痰也。喻嘉言曰：凡咳嗽渐至气高汗溃，不补其下，但清其上，必至气脱卒亡，医之罪也。

贞元饮：熟地一两，归身三钱，炙甘草一钱。治气短似喘，呼吸急促，提不能升，咽不能降，气道噎塞，势极垂危者。常人但知气急，其病在上，而不知元海无根，肝肾亏损，此子午不交气脱证也。尤惟妇人血海常亏，最多此证。宜以此饮济之、缓之，倘不知而妄投下气降痰之品，则速其危矣。

感证阴亏无汗、便闭亦治者，以阴气外溢则得汗，阴血下顺则便通也。又治胃中空虚觉馁，痘症血虚无脓，病后胫股酸痛，产后脐腹急疼，及一切阴虚动血，为壮水主药。

熟地性最凝滞，痰多气郁之人能窒碍胸膈，用宜斟酌。景岳云：脾胃喜温而恶寒。生干地黄性寒，自非脾胃所喜，蒸晒极熟则甘温，正与脾胃相宜。究竟熟地乃阴滞不行之药，大为脾胃之病所不宜也。

熟地取纯阴静重之气质，以奏滋阴养血之殊功。近时拌以好酒及砂仁末蒸晒，乱其本性，甚为不善。姜汁拌炒及炒作炭尤谬。

何首乌

补肝坚肾，涩精固气。苦、涩、甘，温。

本品因一姓何白发老人采食之，而首返乌而名。有赤白二种，白入气分，赤入血分。苦坚肾，温补肝，甘益血，涩收敛。补益精气，强筋益髓，养血祛风，乌须发，强阳事，令人有子，为滋补良药。

补阴而不滞不寒，强阳而不燥不热，禀中和之性而得天地之纯气，所以为调补久病之圣药。又能止疟，大抵疟邪在阴分久而不解者，必须此。毒痢下纯血，诸药不效者，亦用之有神。

修园曰：何首乌，余于久疟偶用之，取其味涩之能截疟也；久痢偶用之，取起味苦之能坚肠也。并不能滋阴补肾。盖药之能滋润者，必其脂液足也，药之能补养者，必其气味之和平也，试问滞涩如首乌，何以能滋？苦劣如首乌，何以能补？此时医习用之误也。

其藤名交藤，以其夜则交合也。

龟甲

滋肾水，潜风阳。咸，寒。专补肾家之真阴。

　　本品属金与水，大有补阴之功，本草不言惜哉！盖龟乃阴物，全禀北方之气，故能补阴，治血、治劳也。入补心药用者，以心藏神而龟性有神，借其气以相通，且得水火既济之义，实非补心之正药也。

　　此为治痛风要药，丹溪于阴火痛风必用之，盖因其多属血虚，实取其能益阴气也。又虎潜丸用以治痿，取其善滋肝肾之阴，阴足则筋骨自强也。

　　孔圣枕中丹用以为君，盖龟者，介虫之长，阴物之至灵者也；龙者，鳞虫之长，阳物之至灵者也。借二物之阴阳，以补吾身之阴阳，假二物之灵气，以助吾心之灵气。远志苦泄热而辛散郁，能通肾气上达于心，强心益智。菖蒲辛散肝而香舒脾，能开心孔而利九窍，祛湿除痰。又龟能补肾，龙能镇肝，使痰火散而心肝宁，则聪明开而记忆强矣。

　　龟胶功力尤大。

阿胶

　　益阴清热，润肺柔肝。甘，平。

　　本品乃用驴皮、阿井水煎成，故名。

　　诸胶皆主风、止泻、补虚，而驴皮胶主风为最。阿胶大要只是补血与液，故能清肺益阴而治诸证。

　　补虚用牛皮胶，祛风用驴皮胶。阴不足者补之以味，阿胶之甘以补阴血。

　　凡治喘嗽，不论肺虚肺实，可下可温，须用阿胶以安肺润肺，其性和平，为肺经要药。小儿惊风后瞳人不正者，以阿胶倍人参煎服最良，阿胶育神，人参益气也。又痢疾多因伤暑伏热而成，阿胶乃大肠要药，有热毒留滞者则能疏导，否则亦甚平安。

阿井乃济水伏流，水清而重，其性下趋，用搅浊水则清，故人服之能下膈疏痰止吐，故治淤浊及上逆之痰也。

驴皮煎胶取其发散皮肤之外，用乌者，取其属水，以制热则生风之义也。

月水不止，阿胶炒焦为末，酒服二钱。妊娠尿血，阿胶炒黄为末，空心粥饮下二钱。

妊娠血痢尤宜。

黄明胶

补阴润燥，活血止痛，通大便。甘，平。

此胶乃牛皮所做，其色黄明，功用与阿胶仿佛，苟阿胶难得，则真牛皮胶亦可权用，其性味平补，宜于虚热之人。

痈疽初起，酒炖此胶，四两服尽，毒不内攻。或加穿山甲四片，烧存性。此方颇效，殊胜于蜡矾丸。

又便毒初起，此胶溶化涂之即散。

脚底木硬，此胶姜汁化开，调南星末涂，上烘物熨之。

本品治诸血证，吐、衄、淋、痢，妊妇胎动血下，风湿走注疼痛，打扑损伤，汤火灼疮。

本品制作须精，今市中胶物之胶不堪用。

鳖甲

益阴除热，散结潜阳。咸，寒。

本品色青入肝，故所主者皆足厥阴血分之病。龟色黑，故所主者，皆足少阴血分之病。

疟必暑邪为病，此甲能益阴除热而消散，故为治疟要药。亦是退劳热在骨，及阴虚往来寒热之上品。血瘕腰痛，小儿胁下坚，皆阴分血病，宜其悉主之矣。此入肝经至阴之分，既能养阴，又能入络搜邪，故久疟伤阴，结成痞块者，非此不除。此仲景治疟母所以有鳖甲煎丸也。

鳖甲煎丸治疟母者，以其行厥阴而消癥瘕也。升麻鳖甲汤治阳毒阴毒者，以其排脓秽而行血瘀也。

肉凉血补阴，亦治疟疾，煮作羹食，加生姜、砂糖，不用盐酱，名鳖糖汤。

惟须忌苋菜、鸡子。

麋茸

滋阴养血。甘、咸，平。专补真阴。

本品茸角属阴，故治真阴不足，虚损劳乏筋骨，腰膝不仁，一切血液衰少之病。

鹿之茸角补阳，右肾精气不足者宜之；此之茸角补阴，左肾血液不足者宜之。

本品角肉不同功。鹿以阳为体，其肉食之燠；麋以阴为体，其肉食之寒。角则常服大益阳道，不知何故。茸亦胜鹿茸，以其平而不偏也，仙方甚重之。

麋茸专补真阴，其角则益阳道，熬胶炼霜功与鹿角熬炼者同，而霜之补益阴血则有过之。

燕窝

大养肺阴，化痰止嗽。甘，平。

本品补而能清，为调理虚损劳瘵之圣药。一切病之由于肺虚不能肃清下行者，用此皆可治之。

开胃气，益痘疹。

燕窝脚，色红紫，名血燕，功用相仿，性重能达下，微咸能润下，故治噎膈甚效。

膈上热痰，同梨加冰糖蒸食。

老年痰喘，梨一个，去心，入此一钱，先用滚水泡，再加冰糖一钱蒸熟，每早服下，勿间断，神效。

噤口痢，此二钱，人参四分，水十分，隔汤炖熟，徐徐食之，立效。

老疟及小儿胎热，此二钱，冰糖钱半，蒸食三四次。

治翻胃久吐，服人乳，兼吃此，必愈。

小儿气液不足，痘顶凹陷，用此二钱，生芪钱半，煎浓汁服。

燕窝可入煎药，须用陈久色如糙米者最佳。

白木耳

清润滋补。甘，平。

本品润肺生津，滋阴养胃，益气和血，补脑强心，入肺、胃、肾三经，能清肺中热，养胃阴，润肾燥，治肺热咳嗽，肺燥干咳久咳，喉痒咳痰带血，或痰中血丝，或久咳络伤胁痛，及肺痈肺痿，妇人月经不调，肺热胃炎，大便闭结或下血。

海参

滋阴生血，润燥通肠，益精髓，壮阳道。甘、咸，温。

本品滋补之力不弱人参，故名。

昔盛天然治一妇人，病眼、鼻、口、耳、发根出血，下部亦然，其人已昏不知人，询其夫，得证之由，乃数日前受惊而起，时天酷暑大旱，又中燥烈之气，致血液奔腾，上下散出即不救矣。诸医束手，遂急唤人取山泉一桶，烧酒一斤，挟妇起坐，裸其小腿，先以烧酒淋之，俾酒从踝下，即滴入水桶内，淋讫，然后将腿置水中一饭顷，其上下血即止，妇亦苏，面色如粉，急呼人觅壮年乳妇，以乳哺之，再用海参半斤，切片，焙为末，每次调服三钱，日三服。盖海参能生百脉之血，若失血过多，必须以此补之，其生血之功捷于归、芍也。

又能消痰涎，摄小便，杀疮虫。

治虚火燥结，同木耳切烂，入猪大肠煮食之。

治休息痢，每日煮汤服之。

治一切溃疡生蛆，焙末掺之。

墨鱼

益气养血，强志通经。酸，平。

墨鱼肉味珍美，动风气，其骨名海螵蛸。

乌鲗鱼骨

即海螵蛸。咸而微温，通血脉，祛寒湿，为治血枯经闭之要药，经闭有有余不足二证，有余者，血滞，不足者，肝伤。乌鲗骨所治是肝伤血闭不足之病。

此厥阴血分药也，味咸走血，故血枯、血瘕、崩带、下痢、痔疾，厥阴本病也；寒热疟疾、聋瘿、少腹痛、阴痛，厥阴经病也；目翳流泪，厥阴窍病也。厥阴属肝，肝主血，故诸血病皆治之。又止血。

淡菜

益阴。甘，温。

海物皆咸，惟此味淡，故名。能补五脏，益阳事，理腰脚气，治虚劳伤惫，精血衰少，及吐血，久痢，肠鸣，腰痛，妇人带下，产后瘦骨。又能消瘿气，因其生海藻上，故治瘿与海藻同功。

须饱食一顿方见功。

鲍鱼

治劳瘵，通肝瘀，涤肠秽，止崩血。臭，温。

本品专取腥秽以涤一切瘀积，同气相感也。入肝散血，煮汁送四乌鲗一蘆茹丸治女子血枯经闭。《内经》以疗伤肝，利肠而不伤伐元气，惜乎世罕用之。今庖人用以煮肉，则脂沫尽解，涤除垢腻之验也。

鲍鱼含人体重要之健康要素，日人白根敏郎发现鲍鱼对于不治之肺病，有非常之效果。云该物在人体中，助白细胞之活动，有极大扑灭结核菌之作用，其结果，重态之肺病可治愈于一个月左右。此可怕之亡国肺病在此情形之下，可谓不足惧矣。

主治坠折瘀血，血痹在四肢不散者。

猪肉

益肾阴，补虚羸。咸，寒。

猪属水畜，咸寒滋肾，能治肾气虚竭，狂病久不愈。其味隽永，食之润肠胃，生精液，丰肌体，泽皮肤。其性阴寒，阳事弱者勿食。

其皮有毒，头肉尤甚。

伤风寒者忌之，以其补肌固表，油腻缠黏，外邪不能解散也。病初愈忌之者，以肠胃久枯，难受肥厚之味也。

猪肉生痰，惟风痰、寒痰、湿痰忌之，如老人燥痰干咳，正宜肥浓以滋润之，不可执泥也。

温疫症，邪火已衰，津不能回者，宜用鲜猪肉数斤，切大块，急火煮清汤，吹净浮油，恣意凉饮，乃急救津液之无上妙品也。

鸭

滋阴补虚。甘、微咸，平。

鸭有数种，惟白毛黑嘴凤头者，为治虚劳圣药。白属西金，黑属北水，入肺肾血分，补阴除蒸，止嗽利水，治热痢，化虚痰。

鸭，水禽也，治水利小便宜用青头雄鸭，取水木发生之象。治虚劳热毒宜用乌骨白鸭，取金水寒肃之象也。

黄雌鸭为补最胜。

白鸭肉最良，黑鸭肉有毒。利脚气，嫩者毒，老者良。

葛可久白凤膏，治久虚发热，咳痰咳血，火乘金位者，用黑嘴白毛鸭一只，取血入温酒，量饮，使入肺经以补之，并将鸭干持去毛，胁下开窍，去肠拭净，入大枣肉二升，参苓平胃散末一升，缚定，用砂瓮一个，置鸭在内，以炭火慢煨，将陈酒一瓶作三次入之，酒干为度，取起，食鸭及枣，频作取愈。

治大腹水病，小便短少，用青头雄鸭煮汁饮，厚盖取汗。

又治十种水病，垂死，则和米并五味煮作粥食。

又方：用白鸭一只，治净，以豉半升，同姜、椒入鸭腹中，缝定，蒸熟食之。

卵，甘寒咸，除心腹膈热。

菟丝子

补肝肾，生精髓。辛、甘，平。

菟丝蔓生，施于草上，柔细且长而极坚韧，子又多脂，故为养阴通络上品。其味微辛，则阴中有阳，守而能走，与其他滋阴诸药之偏于腻滞者绝异。缪仲淳谓五味之中，辛通四气。经言辛以润之，菟丝子之类是也。与辛，香燥热之辛迥乎不同，所解极为剀切。《本经》：续绝伤，补不足，益气力，肥健人。于滋补药中皆有宣通百脉、温运阳和之意，不仅以物质主治，而含天然之气味性情，此吾国药物之学，不言理化而实得理化学之最上乘者。汁去汗黚面，亦柔润肌肤之功用。久服则阴液足而目自明，阳气长而身自轻，皆有至理，勿疑为仙佛家欺人之语。《别录》所谓养阴，强肌，坚筋骨，亦阴阳两调之义。茎寒精滑，则元阳不运，而至阴不摄也。溺有余沥，则肾阳不布而大气不举也。若夫口苦燥渴，明为阴液之枯涸，寒血成积，亦为阳气之不宣，惟此善滋阴液而又敷布阳和，流通百脉，所以主之。以视地黄辈之专于补阴，守而不走者，固有间矣。

温而不燥，不助相火，强阴益精，调元之上品也。

白蒺藜

补肾固精，治腰痛疗虚损。甘，温。

古方皆用有刺者，治风明目最良，神仙方亦有单服蒺藜法，云不问黑白，但取坚实者，舂去刺用。

古方补肾治风，皆用刺蒺藜，后世补肾多用沙苑蒺藜，或用以熬胶和药，恐其功亦不甚相远也。

本品补肾强阴，益精明目，治虚劳腰痛，遗精带下，痔漏阴溃。性能固精，若阳道易举，媾精难出者忌。

女贞子

益阴清热。甘、苦，凉。

本品乃少阴之精，隆冬不凋，故能益肝肾，强腰膝，明耳目，乌须发，补风虚，除百病。但纯阴至静之品，惟阴虚有火者宜之，否则令人腹痛作泻。

女贞子乃上品，无毒妙药，而古方罕知用者何哉？《典术》云：女贞木乃少阴之精，故冬不落叶。观此则其益肾之功，尤可推矣。

枸杞子

滋补肝肾而润。甘，平。

本品滋肝益肾，生精助阳。补虚劳，强筋骨，养营除烦，祛风明目，利大小肠，故便滑者忌。用以助熟地甚妙。

谚云：离家千里勿食枸杞。以其色赤属火，补精壮阳耳，然味甘性润，仍是补水之药，所以能滋肾益肝明目而治消渴也。

枸杞之滋益不独子，而根（即地骨皮）亦不止于退热，但根、苗、子之气味稍殊，而主治亦未必无别。盖其苗乃天精，苦甘而凉上焦心肺，客热者宜之；根乃地骨，甘淡而寒，下焦肝肾虚热者宜之。此皆三焦气分之药，所谓热淫于内，治以甘寒也。至于子则甘平而润，性滋而补，不能退热，止能补肾润燥，生精益气，此乃平补之药，所谓精不足者，补之以味也。分而用之，则各有所主，兼而用之，则一举两得。世人但知用芩、连苦寒以治上焦之火，知、柏苦寒以治下焦阴火，谓之补阴降火，久服致伤元气，而不知枸杞、地骨甘寒平补，使精气充而邪火自退之妙，惜哉！予尝以青蒿佐地骨退热，屡有殊功，人所未喻者。

老人阴虚者十之八九，故服食家为益精明目之上品，昔人多谓能生精益气，除阴虚内热明目者，热退则阴生，阴生则精血自长。肝开窍于目，黑水神光属肾，肾脏之阴气增益，则目自明矣。

柏子仁

补心脾，滋肝肾。甘，平，微辛。

寇氏曰：尝官陕西，每登高望之，虽千万株，皆一一西指，盖此木为至坚之木，不畏霜雪，得木之正气，他木不逮也。所以受金之正气所制，而一一西向之。此仁性平而不寒不燥，味甘而补，辛而能润，其气清香，能透心肾，益脾胃，盖仙家上

品药也，宜乎滋养之剂用之。昔赤松子食柏仁，齿落更生，行
及奔马，谅非虚语也。

凡补脾药多燥，惟此润而清香，大能舒脾，助脾药中兼用
最妙。

《金匮》竹皮大丸治乳妇中虚烦乱、呕逆烦喘者，加柏实
一分，以其清金降逆而止烦呕也。徐忠可注云：神哉！喘加柏实。
柏每西向，得西方之气最清，故能益金润肝木而养心，则肺不
受烁而喘自平也。

酸枣仁，《本经》主治心腹寒热，邪结气聚，四肢酸痛湿痹，
而柏子仁则主除风湿痹，安五脏，均是仁也，而所治略同。方
书安心之药每用枣仁，补心之丹不遗柏实，一方之中，往往并用，
想有同等功效之故欤。

酸枣仁

补肝胆，敛汗，宁心，醒脾。酸，平。

《本经》用实，疗不得眠，不言用仁。今方皆用仁，补中，
益肝，坚筋骨，助阴气，皆酸枣仁之功力也。

酸枣仁，睡多，生使；不得睡，炒熟。陶云食之醒睡，而
经云疗不得眠。盖其子肉味酸，食之使不思睡，核中仁服之疗
不得眠，正如麻黄发汗、根节止汗也。

酸枣实，味酸性收，故主肝病寒热、结气、酸痹、久泻、
脐下满痛之症。其仁甘而润，故熟用疗胆虚不得眠、烦渴虚汗
之证，生用疗胆热好眠，皆足厥阴、少阳药也。今人专以为心
家药，殊昧此理。

胆虚不得眠，治以枣仁固矣，若胆热，必有心烦口苦之症，何以反能好眠乎？若肝郁于胃中，以致怠倦嗜卧，则当辛凉，透发肝火，如柴、蒲之属，非枣仁能治也。或者曰，胆热则神昏、嗜卧，此能清胆热而宁心神，故治胆热好眠。

凡服固表药而汗不止者，用枣仁炒研，同生地、白芍、五味、麦冬、桂圆肉、竹叶煎服，多效，以汗为心液也。

龙眼肉

补心养血，益智悦脾。甘，平，润。

本品疗健忘与怔忡，能安神而熟寐，治一切思虑过度、劳伤心脾及血不归脾诸证。故归脾汤用之治思虑劳伤心脾及肠风下血。

食品以荔枝为贵，而资益则龙眼为良，盖荔枝性热而龙眼性平和也。

甘味归脾，而能益智。

本品纯甘而温，大补血液，蒸透者良。

道家用此细嚼，待津液生，和津汩汩咽下，此服玉泉之法也。

核治脑漏，烧烟熏鼻，数次即愈。

治金刃伤或磕伤，以此为末，掺之，定痛止血生肌，愈后不但无瘢，并能生发。

治小肠疝气，同荔枝核各七枚，俱烧灰，大茴二粒炒，共为末，好酒调下。外用生姜捣烂，敷肾即消。

又治疝气偏坠，小肠气痛，神效。荔枝核、小茴香同此炒，等分，为细末，空心服一钱，以升麻一钱，水酒煮送下。

又小便不通，去外黑壳打碎，水煎服。如通后欲脱者，以肉煎汤饮之。

足指痒烂，用此烧灰掺之，立效。

壳煅末，敷汤泡伤，桐油调，止痛灭瘢。

荔枝肉

养血，止烦渴，消肿，发痘疮。甘，热。

荔枝属阳主散，无形质之滞气，故瘤赘赤肿者用之。苟不明此，虽用之无应。

多食不伤人，如少过度，饮蜜浆一杯便解也。

荔枝气味纯阳，其性畏热，鲜者多食即龈肿口痛，或衄血，病齿䘌及火病人尤忌之。或有言其性平，多食无伤者，皆谬说也。若食此过多致醉，以壳浸水饮之即解，此即食物不消，还以本物消之之意。

所谓止渴者，亦阳虚而不能化阴，则津液不生，故能止之，犹止泄泻作渴，以白术健胃生津也。若阳盛而渴者用之，则为倒施矣。

核甘温而涩，散寒湿结气，消疝瘕肿痛，以核入厥阴，行散滞气，其实双结而核肖睾丸，故其治癞疝卵肿有效，类象形之义。胃脘、小肠气痛，妇人血气刺痛，烧存性为末，酒下或醋汤下。

呃逆不止，荔枝七个，连皮核烧存性为末，白汤调下，立止。

壳发痘疮，又解荔枝热。

花、皮根治喉痹肿痛，煎汁含咽。

按荔枝肉性虽温热，而含液丰富，善于养血，血足则烦除，津充而渴止，是治烦渴之病，乃其本能。且性温，则滋养之中有通畅之力，此又所以通神益智也。第其性温不可过服，若佐以他药，则可收效于全也。

大枣

补脾胃，生血液，和阴阳，调营卫。甘温，平。

本品补中益气，滋脾土，润心肺，调营卫，缓阴血，生津液，悦颜色，通九窍，和百药，补剂中用以发脾胃升腾之气，须与生姜并行。

本品虽补中而味过于甘，中满者忌之，盖甘令人满也，大建中汤心下痞者去饧、枣与甘草同例。

经言枣为脾果，脾病宜食之。又曰脾病人毋多食甘。毋乃相戾耶？不知言宜食者，指不足之脾也，如脾虚泄泻之类；毋多食者，指有余之脾也，如实满肿胀之类。凡用药者，能随其虚实而变通之，虽寻常品味，必获神功，苟执而泥之，虽有良剂，莫展其长，故学者以格致为亟也。

北产肥润坚实者佳。

甘草

生用清火，炙用补中，生阴血，善调和。甘，平。

生用气平，补脾胃不足而泻心火；炙用气温，补三焦元气而散表寒。入和剂则补益脏腑气血，一切劳伤虚损；入汗剂则解肌表之寒热；入凉剂则除内外之邪热；入峻剂则缓正气而使姜、附无僭上之嫌，硝、黄无峻下之患；入润剂则养阴血而生津液。能协和诸药使不相争，资其土气而生肌，借其甘味而止痛，通行十二经脉而益精养气，壮骨和筋，故有"国老"之称，而为九土之精也。

甘草味甘，大缓诸火。

凡心火乘脾，腹中急痛，腹皮急缩者，宜倍用之。其性能缓急，又能协和诸药，故热药得之缓其热，寒药得之缓其寒，寒热相杂者用之得其平。

凡解毒必入甘草，盖诸毒遇土则化，甘草为土精，故能化毒，解一切邪气。

甘草入足少阴经，生则分身、梢而泻火，炙则健脾胃而和中。梢止茎中之涩痛（加酒煮延胡、川楝子尤妙），节消疮毒之肿结，二者生用之能也。又诸痈疽疮疡，红肿未溃者，宜生用，其已溃与不红肿者，宜蜜炙用，宜少不宜多，多则泥膈而不思饮食，并恐缓药力而少效。若脾实胀满，痢疾初作，皆不可用，下焦药中亦宜少用，恐太缓不能自达也。然治咽喉肿痛甘桔汤，治肚腹绞痛建中汤，皆宜重用，以甘能缓急也。

本品甘令人满，然亦有生用为泻者，以其能引诸药至于满所。经云以甘补之、以甘泻之是已。故《别录》《药性》并云除满，脾健运则满自除也。又甘草得茯苓则不资满而反泻满，故云下气除满。仲景有甘草泻心汤治痞满。

甘草根深者至四五尺，与黄芪无异，但黄芪中空属气分，是得土中水气，甘草中实，是纯得土气之厚也。

甘草头生用，能行肝胃二经瘀浊之血，消肿导毒（在上部者效），宜入吐药。

（三）安神定志

朱砂

安神定魄。甘，微寒。

本品色赤属火，其性应温而反寒者，离中有阴也；其味应苦而反甘者，火中有土也。故朱砂以阳为体，以阴为用，与人参以阴为体、以阳为用相对，一则熄阴火之焰，一则救阳气之脱也。

丹砂纯阴，纳浮溜之火而安神明，凡心热者非此不能除。

同远志、龙骨等养心气，同当归、丹参养心血，同枸杞、地黄等养神，同厚朴、川椒等养脾，同南星、川乌等祛风，可以明目，可以安胎，可以解毒，可以发汗，随佐使而见功。

凡人自觉本形作两人并行并卧，不辨真假者，离魂病也。用辰砂、人参、茯苓浓煎，日饮，真者气爽，假者化也。

本品乃心经血分药，故泻心经邪热而镇定心神，治癫狂痫证。

凡用，细研，水飞三次。

若火炼则有毒，服饵常杀人。

琥珀

利水通淋，安神散瘀。甘，平。

本品属松树之脂，埋没地中，历久而化为石，即成琥珀。

与茯苓、茯神皆自松出，但茯苓、茯神乃大松摧折或斫伐而根不朽，津液下流而结成。而苓、神同结于松根，茯苓则泄结于根外，茯神则抱根而生。三者同体而异功：茯苓长于利水，茯神善能安心，琥珀则安神利水而散瘀。

茯苓乃松之精汁，流注于根而生，是则天之阳以下返其宅者也。下有茯苓，其松巅上有茯苓苗，名威喜芝。茯苓在土中，气自能上应于苗，得松之精，则有木性，能疏土也。凝土之质，味淡色白，功主渗利，能行水也。其气不相联结，自上应于苗，故能化气上行而益气。

茯苓、琥珀皆自松出，而所禀各异，茯苓生于阴而成于阳，琥珀生于阳而成于阴，故皆能安神利水也。

本品能入土而成质，故可通塞以宁心，从镇坠药则安心神，从辛温药则破血生肌，从淡渗药则利窍行水。然石药终燥，若血少而小便不利者，反致燥结之苦。

其味甘淡上行，能使肺气下降而通膀胱。凡淡渗药皆上行而后下降。

本品宁心而安魂魄，利水以通五淋。古方用为利小便、燥脾土有功。脾能运化，肺气下降，故尿可通。

治瘀血甚验，和大黄龟甲作散，酒下方寸匕，治妇人恶血瘀于腹内，或成癥瘕。

茯神

宁神定志。甘，平。

主治与茯苓同，以其抱心而生，故入心之用居多。开心益智，安魂养神，治心虚惊悸，多恚善忘。洁古谓风眩心虚非此不除，然茯苓亦未尝不治心病也。

肾虚小水自利者忌。

《别录》云服此开心益智，安魂定魂，无非入心导其痰湿，使心与肾交通之谓耳。

远志

交通心肾，散郁化痰。苦、辛，温。一作甘，温。

苦泻热，温行气，辛散郁，能通肾气上达于心，故能开心益智，聪耳明目，利九窍，治迷惑善忘，惊悸不寐。其治痈疽疮疡者，取其辛能散结也，尤善豁痰。远志交通心肾，并无补性，虚而夹滞者，同养血补气药用，资其宣导臻于太和，不可多用独用。纯虚无滞者忌。

前贤皆以远志为心家药，至今守之，独海藏以为肾经气分药，时珍亦以为入肾经，非心经药。其功专于强志益精，治善忘，以精与志皆肾经之所藏，肾精不足则志气衰，不能上达于心，故迷惑善忘，二说是已。然心与肾毕竟交通，离开不得，非心气足不能下交于肾，而使肾之气上通于心，故凡肾精充、肾气旺，有以上达于心者，皆心气先能充足有以下注故也，则强志益精治善忘，虽肾之所藏，而何莫非心欤？则以远志为心药者论其原，以为肾药者据其功也。故此实心肾同入之品，一以见心为主而肾为应，一以见心肾之不可离也。

《本经》云：治咳逆伤中。详远志性温助火，非咳逆所宜，当是呕逆之误。《别录》云去心下膈气，非呕逆之类乎？按此说尚未完足，夫形寒饮冷则伤肺，人岂无寒咳而须性温助火之药者乎？远志于呕逆固宜，而于咳逆亦合，且外国药说远志功用能化痰，可代西药辛衣格，然则《本经》主治咳逆更无可疑矣。

（四）健骨强筋

杜仲

补肝肾，强筋骨，益腰膝，除酸痛。甘，温。

杜仲，古方只知滋补肾经，惟王好古言是肝经气分药，润肝燥，补肝虚，发昔人所未发也。盖肝主筋，肾主骨，肾充则骨强，肝充则筋健，屈伸利用皆属于筋。杜仲色紫而润，味甘微辛，其气温平，甘温能补，微辛能润，故能入肝而补肾，子令母实也。

本品皮中有丝，有筋骨相着之象，故能使筋骨相着，治腰膝酸痛。夫腰者肾之府，转移不能，肾将败矣。膝者筋之府，屈伸不能，筋将惫矣。一少年新娶，得足软病，且痛甚，作脚气治不效。孙琳曰：此肾虚也。用此一两，半酒半水煎服，六日痊愈。

腰痛不已者，属肾虚痛，有定处属死血，往来走痛属痰积，腰冷身重，遇寒即发，属寒湿，或痛或止，属湿热，而其原无不有关于肾，以腰为肾府也。

胎沥者，怀孕沥血也；胎易堕者，胎元不固也。凡惯堕胎者，受孕一二月前，以杜仲八两，糯米煎汤，浸透，炒断丝，续断二两，浸以酒，山药六两糊丸或枣肉丸，米饮下。二药大补肾气，托住胎元则胎不堕。

又治阴下湿痒，小便余沥。

肾虽虚而火炽者忌。

续断

补肝肾，益筋骨。苦、辛，微温。

本品之用有三：腰肾要药，一也；治胎产，二也；续绝伤，三也。

补肝肾，通血脉，理筋骨，主劳伤，暖子宫，缩小便，止遗泄，破瘀血，治腰痛、胎漏、崩带、痈痔、肿毒，又主金疮折跌，止痛生肌。女科、外科需为上剂，以其补而不滞，行而不泻，取用宏多也。

肠风血痢，用平胃散一两，入此末二钱半，每以二钱水煎服，甚效。时痢及小儿痢均效。

续断，举世用以安胎，而不知其味苦，专入血分，活血消肿，故乳痈、癥结、肠风、痔瘘、金疮、跌仆、一切血瘀之证，皆可用也。虽稍有涩性，行不至泻。然误施于气弱、气陷之妇女，则顺流而下，奔迫莫御，而有排山倒海之势，岂区区涩味所能止其万一者乎？夫胎堕本忌血行气陷，何服此味？亦有奏效者，以人身气血贵乎温通，胎堕之因不一，亦有因肾气不温，经血凝滞，而胞胎失荫者，得此一味则气煦血濡，不滞不漏而胎自安矣。只为下虚上实者设，故胎堕而尺强寸弱者，动作少气者，表虚恶风汗时出者，心下悬饥得食则止者，一身之气尽欲下坠者，皆在禁例。

骨碎补

坚肾强筋骨，行血治折伤。苦，温。炒黑为末，又止血。

此乃足少阴药也，故能入骨治牙痛，及肾虚耳鸣，久泻骨痿，补折伤。以其能补已碎之骨，故以功而命名曰骨碎补。

原礼曰：予尝用此药末入猪肾中煨熟，治久泻立止。盖肾主大小便，久泻属肾虚，不可专责脾胃也。雷公用治耳鸣，耳亦肾之窍也。

金毛狗脊

强筋健骨，除风寒湿。苦、甘，温。

本品苦能坚肾，甘能益血，温能养气，治足弱腰痛，寒湿周痹。周痹者，内不在脏腑而外未发于皮，独居分肉之间，真气不能周也。

肾气与带脉、冲脉、任脉俱虚，则为淋露，此能补肝肾而强筋脉，故治之。

凡病后足肿，但节食以养胃气，外用狗脊煎汤浸洗。

狗脊为强筋骨要药，其性味形类与萆薢相似，而功用亦不甚相远，按萆薢苦平，根、叶、骨、藤亦治腰脊强痛，骨节风寒湿周痹，与狗脊同也。

牛膝

生用走多补少，蒸用补多走少。酸、苦，平，蒸则甘温。

本品乃肝肾药，功专下行。生用散恶血，破癥结，治心腹诸痛，淋痛尿血。酒蒸用益肝肾，强筋骨，治腰膝骨痛，足痿，筋缩，阴痿，久疟。皆取其补肝肾之功也。治经闭、产难者，下行之效也。治喉痹、齿痛者，引火下行也。凡一切有升无降之病，用以为导甚妙，牛膝能引诸药下行，筋骨痛风在下者宜加用。

大法治淋，宜通气清心，平火利湿，不可用补，恐湿热得补增剧也。牛膝为治淋证要药，血淋尤宜之。杜牛膝亦可。又有中气不足，致小便不利者，宜补中益气，不可用淋药通之。

小便淋痛或尿血，或砂石胀痛，用川牛膝一两，水煎服。一妇患此近十年，服之得效，或入麝香、乳香尤良。

牛膝一两，乳香一钱，共煎服，治血淋，神效。

附　药物分类提要

第一节　风

总论

夫风也者，吹嘘鼓舞于天地之间，其为气也，非寒非热，原无定体。其所以有分别者，夹他气而变化耳。故夹寒则为风寒，夹热则为风热，夹湿则为风湿，夹燥则为风燥，夹火则为风火，惟其能夹他气而变化。故治法自因以不同，是以治风寒则宜辛温如麻黄、桂枝之类，治风热则宜辛凉如桑叶、菊花之类，治风湿则宜散以羌、防之类，治风燥宜解以桑叶之类，治风火宜平以黄芩之类，各有所当也。司命者，可不审乎！

头面

薄荷治风热在头，头面口齿痛。

蔓荆治风湿在头，头眩痛。

藁本治风寒在头，颠顶痛。

白芷治风热在头，额前目眶痛。

菊花治风热在目。

辛夷治风热在鼻。

经络

威灵仙治风湿冷气在太阳，经脉痛风顽痹。

柴胡治风夹热夹寒，往来寒热。

秦艽治风湿着于筋骨，痹痛拘挛，肢节疼烦。

独活治风湿客于筋骨，两足湿痹，痛在齿脑。

豨莶草治风湿着于筋骨，麻木痛冷。

防风治风湿在表，一身骨节疼痛。

羌活治风湿在表，骨节疼痛，游风成痉。

肌肉

桂枝治风寒客于腠理，发热，汗出，恶风。

葛根治风热留于肌肉，肌热不退，邪入经腧。

血分

荆芥散血中风，肌肤灼热。

荆芥穗治血风上干，头晕目眩。

风药比较

羌活与麻黄、桂枝比较：羌活治恶寒无汗，骨节痛而兼湿者；麻黄治恶寒无汗，绝无湿象者；桂枝治恶风有汗骨痛。

羌活与独活、防风、防己比较：羌活治寒湿在上、在经络；

独活治寒湿在下、在经络；防风治风湿在外、在上，不能利湿；防己治风湿在外、在下，兼能利湿。

独活与豨莶草比较：独活治风湿，属表邪实也；豨莶草治风湿，属里正虚也。

白芷与葛根比较：白芷治阳明风寒，葛根治阳明风热。

葛根与升麻比较：葛根治胃阳不升，能升津润燥；升麻治脾阳不升，能升气上行。

荆芥穗与藁本比较：荆芥穗治头顶风热兼眩，藁本治头顶风寒兼痛。

蔓荆与蚕沙、桑叶、菊花、薄荷、蝉蜕比较：蔓荆子治阳明风热在头部，偏散；蚕沙治阳明风热在皮肤，偏凉；菊花治风热在头目，偏气分；蝉蜕治风热在皮肤，偏气分；桑叶治风热在气分；薄荷治风热在血分。

防风与芜荑、海桐皮比较：同治风湿，防风以治风为主，芜荑以治湿为主，海桐皮则治湿重于风。

藁本与荆芥、川芎比较：藁本治太阳头顶痛，荆芥治血分风眩头痛，川芎治肝气不升头痛。

第二节　寒

总论

寒者，其体凝敛，其用收引。故其病人也，在表则为无汗脉紧之类，在里则为胸痹腹痛之类。惟寒有表里之分，故治有温散之别。表寒宜发散，如麻黄、桂枝、生姜之类是也；

里寒宜温化，如附子、肉桂、干姜之类是也。是以仲景治表寒用麻黄、桂枝等汤，亦不离麻黄、桂枝、生姜之类；治里寒用理中、四逆等汤，亦不离附子、肉桂、干姜之类。盖表寒乃寒邪实于外，里寒乃阳气虚于内，虚实既殊，温散自异耳。

表寒

麻黄治无汗恶寒，骨节疼痛。

桂枝治有汗恶风，骨痛。

苏叶治风寒，肺气喘急。

豆豉解表除烦，治伤寒懊侬。

葱白发汗通阳，治伤寒寒热腹痛。

生姜发汗止呕开痰，宣通表里。

细辛少阴经表药，为风痛必用之品，泄热破痰，行水利窍。

里寒

附子治命门火衰，脾胃虚寒。

肉桂温中逐寒，扶火助阳。

干姜治四肢逆冷，寒泻腹痛。

吴萸治心腹冷痛，下焦冷气，呕吐泻利，祛风散湿。

荜茇治沉寒痼冷，心腹疼痛，泄泻，散风止痛。

良姜止逆冷，治胃寒作痛作呕。

薤白温中助阳，治胸痹刺痛。

胡椒温中开胃，心腹猝痛，冷气上冲，胃寒吐水，霍乱吐泻。

荜澄茄温中开胃，散寒解结，为治呕吐哕要药。

艾绒温中逐冷，能回垂绝元阳。

草豆蔻治胃寒胃痛，呕逆霍乱。

草果治太阴寒湿，为截疟之品。

丁香补肾阳，祛胃寒，治肾气奔豚，阴寒腹痛。

木香治胃寒呕吐，心腹诸痛。

寒药比较

附子与肉桂、干姜比较：附子温补下元，走而不守。肉桂温补下元，守而不走。干姜温中散寒，亦守而不走，但功专在中，不补下元耳。

干姜与良姜、生姜比较：干姜主温中焦之寒。生姜主散肤表之寒，且能止呕。良姜主温中焦，更能温上焦，心胃气痛者有神效焉。

荜澄茄与荜茇、胡芦巴、益智仁、破故纸、巴戟天比较：荜澄茄温肾治积寒。荜茇温肾散风止痛。胡芦巴温肾兼消导。益智仁温脾肾补火。破故纸温肾固气。巴戟天温肾逐风，强筋骨。

丁香与广木香、青木香比较：丁香温，胃其性燥烈。广木香温胃，其性温和。且丁香性降，又兼治呃之能。青木香疏肝气而不疏胃气，治少腹而不治胃脘痛者，更与丁香别矣。

苏叶与葱白比较：苏叶、葱白同入肺经，同治风寒，但苏叶散寒力大，葱白散风力大，为异耳。

豆豉与生姜比较：豆豉发汗除烦，生姜行痰止呕，亦发汗。

细辛与麻黄、桂枝比较：细辛为少阴经表药，麻、桂为太阳经表药，且开孔行水，为细辛独具。

第三节　热

总论

热为火之气，火为热之体，是火与热，一而二，二而一者也。然热伤气而火伤血，热多蒸于表，火多郁于里。热现于上，则为烦渴面赤，火行于下，则为尿血便赤，是热与火又不可无分别焉。所以在表，热薄于卫，火入于营，在里则热耗腑气，火灼脏血。而治法，热在卫宜透以清凉，热在腑宜泄以甘淡，火在营宜清以甘寒，火在脏宜泻以苦寒，各有异也。然泻火之药有时可以清热，而清热之品亦间或可以泻火，则分而不分，又在人神而明之耳。

清凉透热

一、气

寒冰解热利水。

柿霜清肺胃之积热。

雪梨清热解毒，消痰降火。

知母上清肺金而泻火，下润肾燥而滋阴。

橄榄生津止渴，利咽解毒。

桑叶清肺润燥，祛风明目。

桑白皮泻火利水，除痰泄气。

天冬清火泻金。

芦根益胃止呕，清热除渴。

石膏生津止渴，清热降火。

水清热解毒。

雪水清热解毒。

竹茹清肺胃，解烦止呕。

竹叶清胃凉血，除烦渴。

芭蕉叶清热凉血。

连翘解心经之热邪，泻心包之相火。

二、血

白薇益阴清热，凉血泻火。

麦冬解热除烦，消痰止嗽。

水牛角散邪清热，凉血解毒。

生地凉血清热。

丹皮泻阴中之伏火，清血分之实热。

苎根补阴破瘀，解热润燥。

元参泻肾经浮游之火，上清咽喉。

地骨皮入肺降火，入肾凉血。

青盐润下而利尿，清血分之实热。

苦寒泻火

一、脏

黄芩泻火除热。

黄连泻火降火，凉血除烦。

灯草降心火，利小便。

青黛泻肝经实火，凉血解毒。

龙胆草大泻肝胆实火，兼除肾经湿热。

胡黄连泻肝肾之火热，为惊疳之良药。

川楝子泻热舒筋，杀虫利尿。

黄柏滋阴降火。

泽泻利膀胱之湿热，泻肾经之火邪。

二、腑

猪胆汁润燥和阴。

青鱼胆凉血降火，明目祛翳。

熊胆除湿热凉血。

大黄大下血分瘀热，荡除肠胃积滞。

芒硝清脏腑之郁热，化有形之积滞。

白头翁泻热凉血。

木通降火清热，通窍利水。

海金沙利小肠之血热，治五淋之疼痛。

栀子泻热除烦，止衄利尿。

青蒿退热除蒸，凉血解表。

童便凉血降火。

人中白除热润下，凉血降火。

附录

此外如羚羊解之息风清热，天花粉之止渴生津，百合、沙参之补肺清金，射干、牛蒡之利咽祛痰，蒙花、七厘之祛风明目，铜青、空青之滋肝退翳，与夫西瓜之解暑，滑石之利湿，白茅根之凉血，牛黄之豁痰，以及金汁、绿豆、大青叶、山豆根、金银花、人中黄之解毒，皆与清热有关，而不列入者，以有专长，故从割爱也。又如莲子心、竹叶心、连翘心之清心热于内，料豆衣、净蝉衣、西瓜翠衣之解肌热于外，亦不列入者，以属象形之治，同类相求，非本论可范围也。

论苦药之大概

苦药其性有二，其用有六。如火生苦，曰其类火，其味苦。曰少阴在泉，为苦化。曰湿淫于内，治以苦热；燥淫于内，治以苦温。此皆言苦之阳也。曰酸苦涌泄为阴。曰湿司于天，热反胜之，治以苦冷；湿化于天，热反胜之，治以苦寒。此皆言苦之阴也。至云其用有六者，如以苦发之，即麻黄、白芷、升麻、柴胡之类；以苦燥之，即苍术、白术之类；以苦温之，即附子、干姜、肉桂、吴萸之类；以苦坚之，即槐米、地榆、续断、诃子之类；以苦下之，即大黄之类；以苦泄之，即栀、柏、苓、连、木通、胆草之类。此苦药之大概也。

第四节　湿

总论

经曰：诸湿肿满，皆属于脾。是治湿，当以理脾为主也，明矣。然湿邪有夹风、夹寒、夹热之殊，治法亦有宜透、宜燥、宜利之别。则治湿之法，似又不专在理脾矣。大抵风湿多见于上，如头重头眩之类。湿热多注于下，如淋闭脚肿之类。寒湿多滞于中，如痞满腹胀之类。故其始也，在上宜透，在下宜利，在中宜温燥以化之。但亦有寒湿在下而宜温燥者，如鸡鸣散之治脚气是也。又有湿热在中而宜清利者，如五皮饮之治腹肿是也。此治湿所以分三大纲也。然又有水停于中未经酝酿而成湿者，则非温燥所能除，更非透利所能解，必用峻利猛烈之品，以决渎荡涤之，始克有济。此逐水所以宜极苦极寒之药，如大戟、芫花、甘遂、商陆之类是也。盖湿之生本乎水，水之化，仍为湿，湿性缓。故治之以缓，顺其黏滞之性也。水性急，故治之以急，顺其奔流之性也。总之，不离乎因势利导之义耳。

透湿

浮萍发汗利水，祛风行湿。

生姜皮透风泄湿。

海桐皮祛风除湿，杀虫，能行经络，以达病所。

豨莶草祛肝肾之风湿。

苍耳子散风湿发汗。

威灵仙通行十二经，除风湿冷气。

独活祛少阴之风湿。

白鲜皮除湿热，行水道，通九窍，利关节。

大豆黄卷除湿解热。

燥湿

苍术升阳散郁，发汗燥湿。

白术补脾燥湿，止呕安胎。

草豆蔻除寒燥湿，开郁化食。

草果仁温胃逐寒，除痰燥湿。

石灰燥湿散血，定痛杀虫。

半夏除湿化痰，开郁下气。

白矾涩收燥湿，化痰解毒。

皂矾燥湿化痰，解毒杀虫。

川椒发汗散水，燥湿补火。

蛇床子补肾壮阳，祛风燥湿。

松节治骨节间风湿。

伏龙肝调中止血，燥湿消肿。

利湿

一、利湿清热

茯苓渗湿泻热。

猪苓解热除湿，通窍利水。

草薢利湿热，理下焦。

王瓜泻热利水。

大腹皮利湿消胀。

薏苡仁渗湿清热，舒筋补脾。

扁豆补脾，祛湿热。

茵陈除湿热发黄。

赤小豆利湿行水，散血排脓。

泽泻利膀胱之湿热，泻肾经之火邪。

滑石上开腠理而发汗，下走膀胱而利水。

车前清肝肺风热，渗膀胱湿热。

木通上入心包而清热，下入小肠而利湿。

通草通胃气而上行，引肺热而下降。

芦根泻热利水，益胃止呕。

冬瓜清热解毒，消肿利水。

土茯苓除湿消肿，清热解毒。

白头蚯蚓清热利水。

刺猬皮和胃利尿，祛湿除热。

石燕利窍，除湿，解热。

木瓜利筋骨，祛湿热。

榆白皮利诸窍，渗湿热。

瞿麦泻火利水，为治淋要药。

石韦清肺金以滋化源，通膀胱而利水道。

地肤子泻血虚之湿热，利小便之淋闭。

萹蓄利水清热，除湿杀虫。

海金沙除小肠血分湿热，治五淋肿满茎痛。

鲤鱼利水消肿。

二、祛风利湿

汉防己外泄风湿，下行水道。

五加皮宜入透湿，逐肌肤瘀血，祛筋骨风湿。

金毛狗脊宜入透湿，温补肝肾，以除风湿。

逐水

葶苈大泻肺经水气，使从小便而出。

甘遂大泻胃经及经隧水湿，为下水圣药。

商陆入脾行水，有排山倒海之力。

大戟大泻脏腑水湿，行血发汗。

芫花通达水饮、痰癖、瘀血之处，使之从下而出。

荛花大泻里结水湿。

蝼蛄攻逐水气，消除壅肿。

紫贝利水通导，逐虫下血。

牵牛子泻气分之湿滞，通经隧之郁遏。

椒目专行水道。

泽漆利水消肿，消痰退热。

湿药比较

茵陈与大豆黄卷比较：茵陈发汗透湿，大豆黄卷健脾透湿。

甘遂与大戟比较：甘遂泄经逐之水湿，大戟泄脏腑之水湿。

芫花与荛花比较：芫花性温，多有达表行水之力；荛花性寒，多有入里走泄之能。

第五节　燥

总论

肺主秋金而司燥令，燥之为言干也，津液枯涸之谓也。故其在于天时，则金风乍拂，草木黄落。在于人身，则肺气不布，津液枯槁。天人相应之理，无或爽者。然燥为水火不交之气，水不交火，则凝涩坚结而为阴燥，如冬时严寒，水冰地坼是也。火不交水，则煎熬枯涸而为阳燥，如以火烧物则焦，以日曝物则干是也。夫燥证既有阴阳之殊，其治法自有温清之别，阴燥辛温以润之，阳燥甘凉以滋之，此治燥之两大关键也。然阳燥法虽以甘润为主，为病又有部位宜分。如燥在皮肤，则皮肤干皱，皮聚毛落。燥在咽喉，则咽燥口干，喉痹喉痛。燥在筋脉，则筋脉挛急，或手足瘛疭。燥在肺经，则干咳无痰，或音哑声嘎。至于肝肾现燥象，必由精血先虚，故燥在肝则血虚生内风，而现眩晕筋惕等症。燥在肾，则阴虚生内热，而现梦遗盗汗等症。若肠胃现燥象，必由津液不足，故燥在胃，则现易消善饥等症，燥在肠，则现燥结便秘等症。是皆可凭证审察其所属者也。又如心属火，火性炎炽，非燥也。然亦有心液不足，怔忡失眠，而以柏实润之者。脾属土，土质濡泽，非燥也。然亦有脾津不布，腹中急痛，而以饴糖润之者。是例外之治，又未尝不可以比例而推也。总之燥之性不离乎干，燥之治必取乎润，此《内经》燥者濡之之义也。知夫此则，执中枢以驭四旁，无往而不利矣。

润皮肤

一、气

百花露润皮肤，好颜色。
桑叶散皮肤之风燥。

二、血

人乳益气血，补脑髓，泽皮肤。
猪肤泽皮肤，润大肠。
酥酪醍醐滋润滑泽。

润咽喉

一、气

硼砂润肺生津，除痰泻热。
橄榄生津止渴，利咽解毒。
柿霜治肺胃之积热。

二、血

鸡子清镇心益气，补血清咽。

润筋脉

一、气

秦艽养血荣筋，除风润燥。

桑枝利关节，养津液，行水道，祛风热。

二、血

桑寄生补肾阴，益肝血，除风湿，强筋骨。

润肺

一、气

沙参清肺泻热，生津除火。

款冬花润肺消痰，除烦止渴。

梨消痰降火，清热解毒。

枇杷润中下气，止渴生津。

百合宁咳清热润肺，敛气宁神。

秋露水润肺。

柿干滋脾行血，润肺宁嗽。

杏仁祛风散寒，下气除喘，祛痰消积，润燥解毒。

落花生润肺舒脾。

天冬清金泻火。

葳蕤润肺阴，除风湿。

瓜蒌仁降火下气，润肺除痰。

天花粉生津止渴，降火除痰。

二、血

紫菀润肺下气，消痰止嗽。

麦冬消痰止嗽，解热除烦。

燕窝大养肺阴，化痰止嗽。

润胃

一、气

石斛除虚热，涩元气，坚筋骨，强腰膝。

甘蔗除热润燥，止渴消痰。

芦根益胃止呕，清热除渴。

二、血

牛乳润肠胃，除热毒，补虚劳，治噎膈。

羊乳燥能滋，渴能止。

润肝

一、气

蜜蒙花润肝燥而明目。

白蒺藜滋肝散风。

二、血

当归润肠胃，泽皮肤，养血生肌，排脓止痛。

阿胶养血息风，滋阴润燥。

何首乌养血益肝，固精益肾，健筋骨，乌须发。

润肾

一、气

桑椹补水明目，止渴生津。

沙苑蒺藜益肾强阴。

胡桃肉补气养血，润肺滑肠。

二、血

枸杞祛风明目，滋阴益精。

玄参泻浮游无根之火，入肾滋阴。

肉苁蓉填精养血，滋阴润燥。

润肠

一、气

火麻仁润燥滑肠，暖脾通乳。

榆白皮行经络，利诸窍，润二便，渗湿热。

郁李仁下气行水，破血润燥。

海松子润肺滑肠，散水除风。

冬葵子润燥利窍，消肿行水。

二、血

当归润大肠之燥结。
蜂蜜生则清热滑肠，熟则温中润燥。
麻油滑胎润肠，凉血解毒。
胡麻润燥滑肠，祛风解毒。

润心

一、气

柏子仁养血润燥，止汗。
莲子心清心热而除燥气。

二、血

归身补心血而润燥。
红枣增心脾之血液。

润脾

一、气

天冬养脾津，清肺热。
麦冬养脾津，清心热。
石斛养脾津，涩元气。

二、血

玉竹补脾肺阴，兼祛风湿。

黄精益脾阴，润心肺，益精强骨。

山药补脾益肾，兼涩肠。

大枣补脾液，养心血。

饴糖暖脾补中，润肺止嗽。

燥药比较

紫菀与桑皮、杏仁比较：桑皮、杏仁泻肺经气分，紫菀泻肺经血分。

杏仁与紫菀、桃仁、瓜蒌比较：杏仁与紫菀均可宣肺除郁开凝，一主肺经气分，一主肺经血分。杏仁与桃仁俱治便闭，一治脉浮、便秘见于昼，一治脉沉、便秘见于夜。杏仁与瓜蒌均可除痰，一从腠理发泄，故表虚者最忌，一从肠胃清利，故里虚者最忌。

何首乌与地黄比较：首乌苦涩微温，阴而不滞，阳而不燥，专入肝而益血祛风，兼补肾者，因补肝而旁及也。熟地甘苦微温，阴柔凝滞，专入肾而滋阴养血，兼补肝者，因补肾而旁及也。且地黄无涩味，故久痢阴虚不已者，首乌能治，地黄则不能也。